JN199767

# なぜ子どもは自殺するのか

―その実態とエビデンスに基づく予防戦略―

傳田 健三

北海道大学大学院 保健科学研究院
生活機能学分野 教授

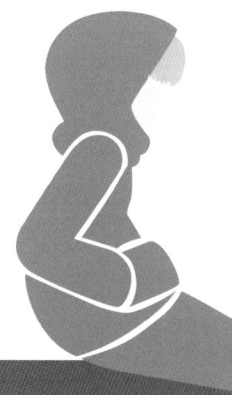

**世界で最も子どもが自殺する日本**

「死を選ばざるを得ない」子どもたちのためにできること

# Suicide Prevention Strategies among Children and Adolescents

## Kenzo Denda, M.D., Ph.D.

Professor
Department of Functioning and Disability, Faculty of Health Science,
Hokkaido University

©First edition, 2018 published by
### SHINKOH IGAKU SHUPPAN CO., LTD., TOKYO.
printed & bound in Japan

# はじめに

　子ども・若者の心の問題にかかわる者は，子どもたちがその人らしく成長し，生きていくことを支援しています。その役割は，医療的，保健的，教育的，福祉的立場などさまざまですが，子どもたちが自分らしく生きていくことを願う思いは同じです。

　一方，自殺はすべてを終わらせる行為であり，私たちが目指すところと最も対極にある行為であると言えます。その意味で私たちには，少なくとも子どもたちが自ら死を選ぶことを何とか食い止めることが至上命題として与えられていると言えます。

　ところが，「わが国は世界で最も子ども・若者が自殺する国である」という実態はほとんど認識されていないのではないでしょうか。わが国では，1998年より自殺者数が毎年30,000人を超えるという異常事態が続いていました。2012年の自殺者数は15年ぶりに30,000人を下回り，2016年の自殺者数は21,897人まで減少しました。

　しかし，その実態を年代別にみると，中高年の自殺者は2005年頃を境に減少傾向に向かっていますが，若い世代の自殺者は横ばいで推移しています。近年，急激な少子化により子ども・若者の人口は40年前の約半分になっていることを考えると，子ども・若者の自殺死亡率は増加していると考えられます。

　2015年のわが国の10～19歳の自殺者は554人で，自殺者総数の2.3%を占めるにすぎません。しかし，この年代の死亡者総数の約半数を占めているのです。先進7ヵ国の若い世代（15～34歳）の死因をみると，ほかの国々の死因の1位は事故死ですが，わが国のみが自殺です。また，ほかの先進国の若者の自殺率は減少傾向にありますが，わが国は増加し続けており，世界で最も高い値なのです。

　このように，わが国における若い世代の自殺はきわめて深刻な状況にあると言えます。少子化傾向には拍車がかかり，かつ人生が始まったばかりの貴重な将来ある若い世代の自殺率が増えているのです。本来なら成長して自分の人生を生きていくはずの子どもが，自ら死を選ばなくてはならないことは，何とも痛ましく悲しいことであり，わが国にとっても多大な損失と言わざるをえません。

　以上のような背景から，わが国の子ども・若者の自殺の実態と予防対策を論じてみたいと考えました。本書では，子どもの自殺の実態，自殺の心理，自殺企図者への対応，心の病と自殺との関係，および自殺予防に関するエビデンスについて論じ，最後に子どもの自殺予防においていま私たちにできることは何かについて述べました。また，巻末に付録として，「児童・青年期のうつ病に対する治療ガイドライン」を載せました。ここには私なりに，死にたいと思い，自殺を企図する子どもや若者と向き合う医療従事者，地域の支援者，学校関係者，そしてご家族に知っておいてもらいたいと考えていることが，すべて詰め込まれています。

　本書が子ども・若者の自殺予防にいくらかでも寄与し，援助活動をしている多くの方々の一助となることを心より祈念しています。

2018年2月
北海道大学大学院保健科学研究院
傳田健三

# 目　次

JCOPY 88002-771

## 第8章　子どもの自殺予防において私たちにできること

## 付録　児童・青年期のうつ病に対する治療ガイドライン

# 第1章

# 子どもの自殺の実態

# 子どもの自殺の実態

子ども・若者の自殺には，さまざまな要因が関連しており，決して1つの原因だけで説明できるものではない。精神疾患などの心の病気，学校を含めた環境因，家庭問題，問題を抱えやすい性格傾向，衝動性のコントロール困難などの要因が複雑に関係し合って自殺行動への準備状態が形成されていく。その上に，何らかの出来事が引き金になって自殺が生じるのである。

また，自殺には景気や戦争などの社会的要因も関与している。それぞれの国の国民性も影響している。あるいは日照時間などの外的な要因も存在する。その意味では，子ども・若者の自殺の実態が，その国の社会的な変化の前兆を示している可能性もあるのだ。いわゆる「炭鉱のカナリア」である。

ここでは，わが国における自殺の実態を検討し，子ども・若者の自殺を考えてみたい。

## I わが国の自殺の実態

### 1. 自殺者数の推移

はじめに，厚生労働省の「平成29年版自殺対策白書」[2] をもとに，わが国における自殺の全体像を把握したいと思う。まず，最近39年間の自殺者数の推移をみてみたい（**図1-1**）。警察庁の「自殺統計」によれば，わが国における自殺者数は1998年以降，14年連続して30,000人を超える状態が続いていたが，2012年に15年ぶりに30,000人を下回り，2016年には21,897人となった。

**図1-1**に示すように，この39年間を概観してみると，1978年から1997年まではおおむね20,000〜25,000人の間を推移していたが，バブル崩壊後の1998年から30,000人を超える異常事態が続き，ようやく2012年に30,000人を下回り，その後も減少傾向にあるのが現状である。

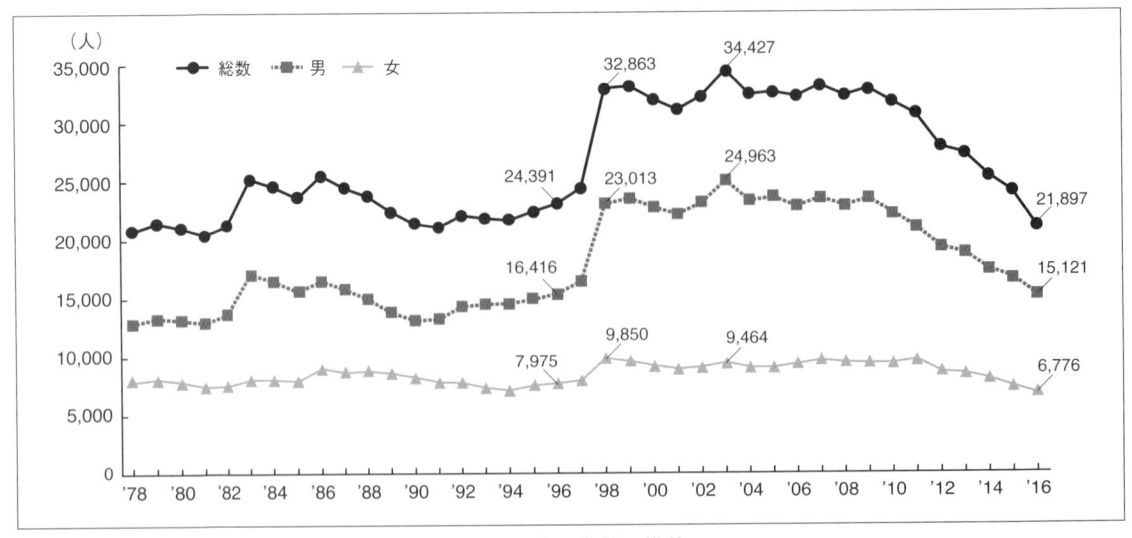

図1-1　自殺者数の推移

（厚生労働省：平成29年版自殺対策白書. 2017[2]）

JCOPY 88002-771

## 2. 戦後の自殺者数の長期的推移

図1-2に示すように，厚生労働省の「人口動態統計」をもとに長期的な視点で近年の約70年間をみてみると，3つの山が形成されていることがわかる。第二次世界大戦後は，徐々に自殺者数が増加し，1958年の23,641人をピークとする最初の山が形成されている。その後，東京オリンピックが開催された1964年ごろの高度経済成長期には15,000人を下回るまで自殺者数は減少したのである。その後は再び増加傾向となり，1975年以降は20,000人前後で推移していた。

次に，1983年に24,985人に急増し，1986年の25,667人をピークとする2つ目の山が形成されている。その山は1991年には19,875人まで減少する。しかし1998年に，前年から8,261人（35.1％）も増加して31,755人となって以降は，10年以上続いた3つ目の大きな山が形成されることになる。この山も2010年以降は減少を続けている。

これらの3つの山の要因を考えてみたい。1958年をピークとする最初の山については，戦後の社会の混乱が残っていた時期であったことがあげられる。アメリカでは第二次世界大戦後，自殺者数は減少していることを考えると，敗戦後のわが国特有の現象といえるだろう。この時期に自殺者数が最も多かっ

たのは15〜24歳，次いで25〜34歳の若者であった。戦前の価値観からの急激な転換など，社会経済的に大きな変化により悩みを抱えていた人が多かったからではないかとする説や，戦時体験が最も強く当時の青年層にあらわれたとする説もある。

1986年をピークとする2つ目の山については，中高年男性の自殺者が多く，プラザ合意後の円高不況が要因であるとの説がある。その後のバブル景気により自殺者数は20,000人を切る19,875人まで減少するが，1998年の急増については，バブル崩壊による影響とする説が有力である[2]。

## 3. 自殺者数の超長期的推移

1889年から現在までの100年以上の超長期的推移をみると（図1-3），景気や戦争などの影響を受けていくつかの山があるが，全体として右肩上がりの増加傾向を示しているといえる。

## 4. 自殺死亡率の年次推移

それでは自殺死亡率（10万人あたりの自殺者数）の推移はどうなっているのだろうか。図1-4に自殺死亡率の推移を示した。おおむね自殺者数の推移と同様の傾向を示していることがわかる。

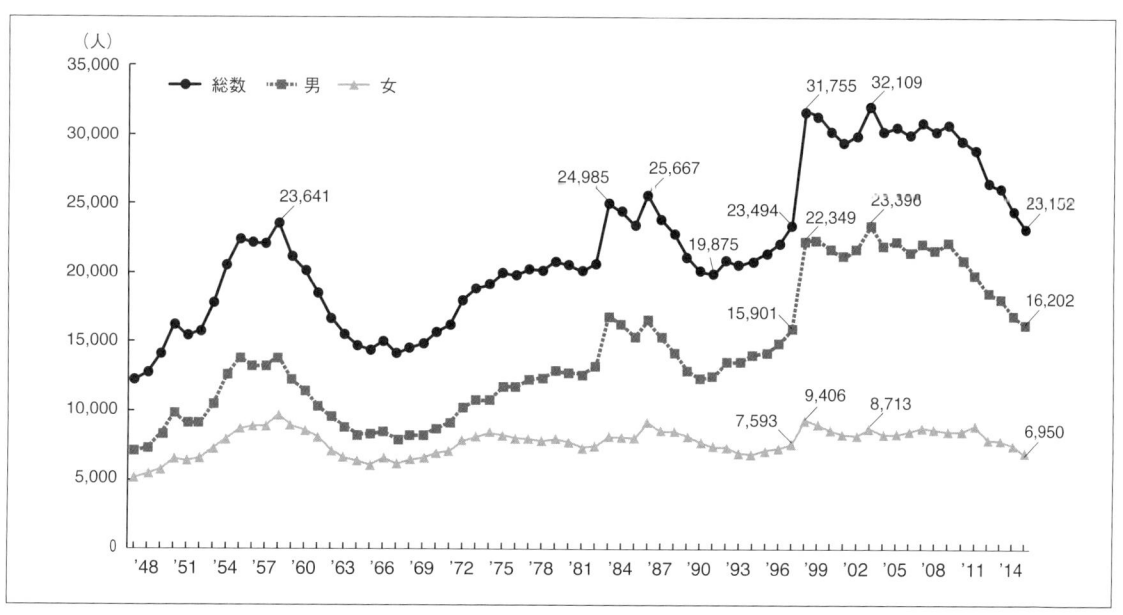

**図1-2　自殺者数の長期的推移（人口動態統計）**

（厚生労働省：平成29年版自殺対策白書. 2017[2]）

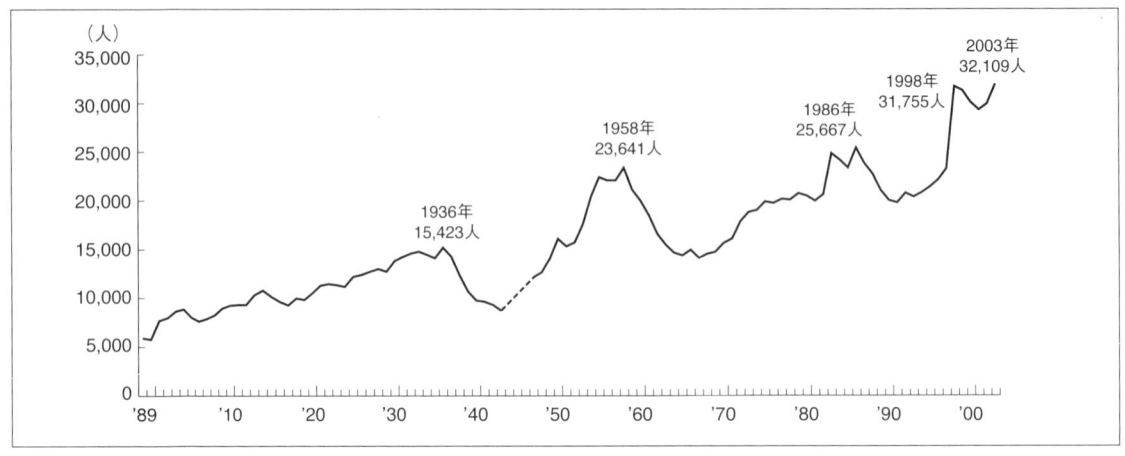

**図1-3　自殺者数の超長期的推移**

注) 昭和19〜21年は資料不備のため省略した。

（厚生労働省：自殺死亡統計の概況. 2005）

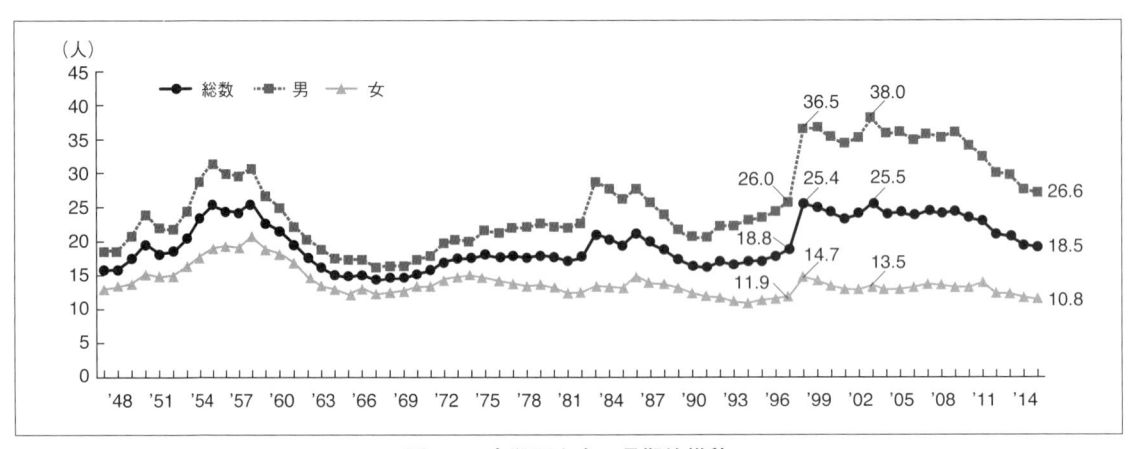

**図1-4　自殺死亡率の長期的推移**

（厚生労働省：平成29年版自殺対策白書. 2017[2]）

## 5. 年齢別自殺者数の年次推移

　次に，最近約20年間の年齢階級別の自殺者数の推移についてみると**図1-5**のようになる[1]。先に述べたように，わが国の自殺者数は2012年，15年ぶりに30,000人を下回った。しかし，その内訳をみるとさまざまなことが明らかになってくる。

　第1に，働き盛りで自殺者数が多いといわれている50歳代の自殺者数が急激に減少していることが大きな特徴といえる。60歳代，70歳以上の高齢者はしばらく横ばいであったが，近年減少傾向にある。

　第2に，壮年期の40歳代はおおむね横ばいであり，30歳代は1998年以降増加傾向を続けていたが，近年はやや減少傾向にあるといえる。

　第3に，10歳代，20歳代の若者の自殺者数はおおむね横ばいである。しかしながら，これは自殺者数を示したものであり，自殺率ではない。近年わが国は急激な少子化の傾向にあり，現在は40年前の子どもの数の約半数しかないのが現状である。すなわち，10歳代，20歳代の若者の自殺率は増加している可能性が考えられる。

## 6. 年齢別自殺死亡率の年次推移

　それでは，年齢別の自殺死亡率の推移をみてみよう（**図1-6**）。まず高齢者について検討する。60歳以上の自殺死亡率は，1989年から徐々に減少していたが1998年に急増した。それ以降現在まで減少を続けている。50歳代の自殺死亡率は，1989年か

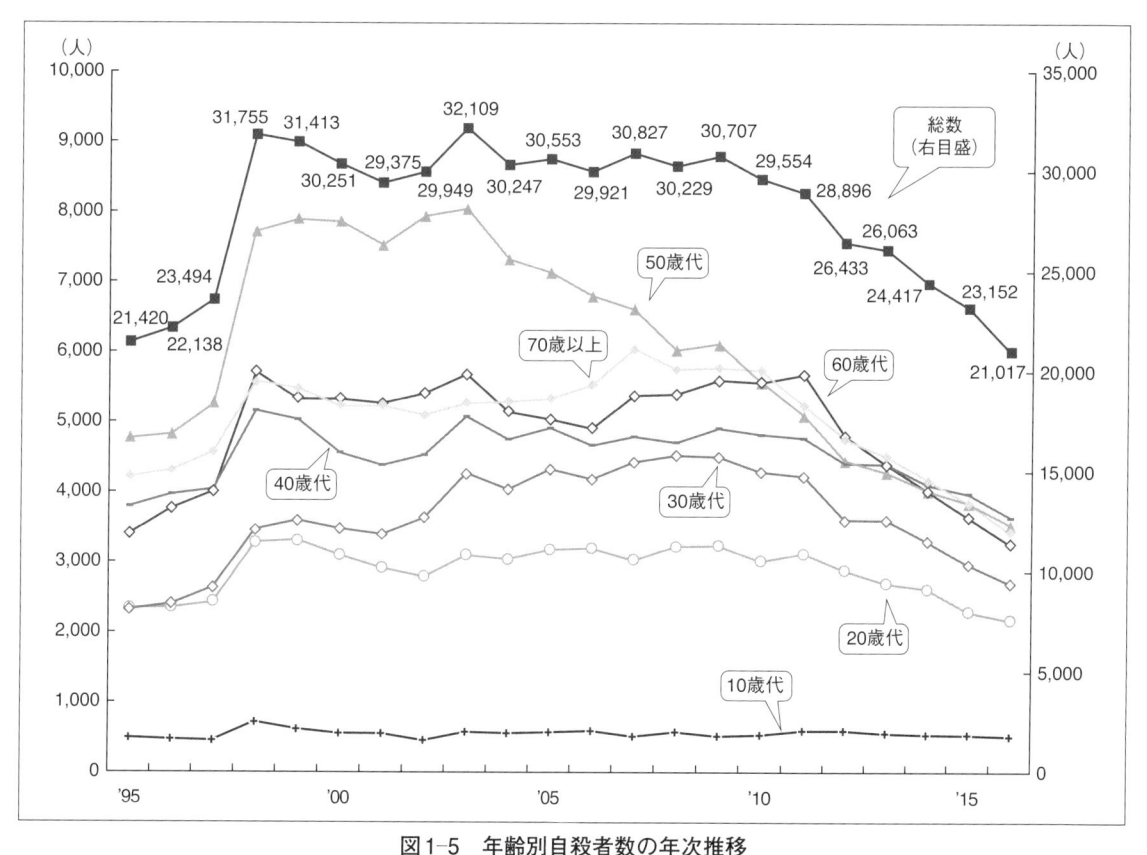

図1-5　年齢別自殺者数の年次推移

注) 年齢不詳があるため年齢別の合計が必ずしも総数に一致しない。2014年は概数。(資料) 人口動態統計
(資料) 社会実情データ図録 (http://www2.ttcn.ne.jp/honkawa/)

ら徐々に増加傾向にあったが，1998年に急増した。その後高い水準を維持していたが，2004年以降減少傾向が続いている。

次に30 ～ 40歳代の壮年期について検討する。40歳代の自殺死亡率は，1989年から横ばいであったが1998年に増加した。その後さらに増加して2003年に最も高い値を示した後，漸減傾向にある。30歳代の自殺死亡率は，1989年から横ばいであったが1998年に増加した。その後，高い値のまま横ばいであったが，ここ数年減少傾向にある。

最後に，10 ～ 20歳代の子ども・若者について検討する。20歳代の自殺死亡率は1989年から横ばいであったが1998年に増加した。その後も2011年まで波はあるが上昇は続き，2012年から漸減している。19歳以下の未成年者の自殺死亡率は，1989年から低い値で横ばいであった。ところが1998年にほぼ倍増したのち，現在まで高い値のまま持続している。

## 7. 年齢別にみた死因

　表1-1には2015年における年齢階級別にみた死因順位（第1 ～ 3位）を示した。15 ～ 39歳の各年代の死因の第1位は自殺となっている。また10 ～ 14歳の小・中学生においても，自殺死亡数は悪性新生物による死亡数よりわずか18人少ないだけの2位なのである。上記の10 ～ 20歳代の自殺死亡率も含めて考えると，わが国における若い年代の自殺は深刻な状況にあるといえる。他国との比較は後述する。

## 8. 原因・動機別の自殺者数の推移

　原因・動機別の自殺の状況については，2007年の自殺統計から原因・動機を最大3つまで計上することとし，より詳細に原因・動機を公表することになった。

　2007年以降の原因・動機別の自殺者数は図1-7に示した。「健康問題」が最も多く，次に「経済・生活問題」「家庭問題」「勤務問題」が続いている。「健

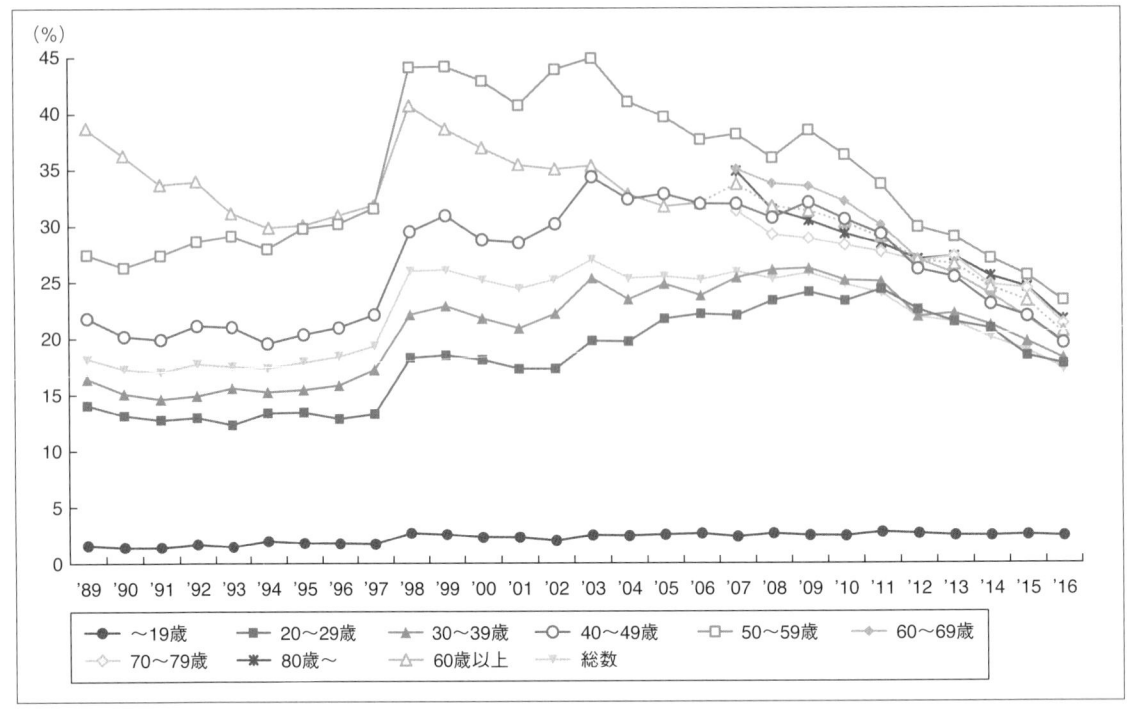

図1-6　年齢階級別の自殺死亡率の推移

(厚生労働省：平成29年版自殺対策白書. 2017[2])

表1-1　年齢階級別にみた死因順位

| 年齢階級（歳） | 第1位 | | | | 第2位 | | | | 第3位 | | | |
|---|---|---|---|---|---|---|---|---|---|---|---|---|
| | 死因 | 死亡数 | 死亡率 | 割合(%) | 死因 | 死亡数 | 死亡率 | 割合(%) | 死因 | 死亡数 | 死亡率 | 割合(%) |
| 10～14 | 悪性新生物 | 107 | 1.9 | 22.8 | 自殺 | 89 | 1.6 | 18.9 | 不慮の事故 | 74 | 1.3 | 15.7 |
| 15～19 | 自殺 | 447 | 7.5 | 36.6 | 不慮の事故 | 288 | 4.8 | 23.6 | 悪性新生物 | 147 | 2.5 | 12.0 |
| 20～24 | 自殺 | 1,052 | 17.9 | 50.1 | 不慮の事故 | 365 | 6.2 | 17.4 | 悪性新生物 | 176 | 3.0 | 8.4 |
| 25～29 | 自殺 | 1,234 | 19.6 | 47.2 | 悪性新生物 | 323 | 5.1 | 12.3 | 不慮の事故 | 301 | 4.8 | 11.5 |
| 30～34 | 自殺 | 1,398 | 19.5 | 39.4 | 悪性新生物 | 654 | 9.1 | 18.4 | 不慮の事故 | 356 | 5.0 | 10.0 |
| 35～39 | 自殺 | 1,573 | 19.1 | 29.1 | 悪性新生物 | 1,284 | 15.6 | 23.8 | 心疾患 | 514 | 6.2 | 9.5 |
| 40～44 | 悪性新生物 | 2,848 | 29.4 | 29.2 | 自殺 | 1,984 | 20.5 | 20.3 | 心疾患 | 1,142 | 11.8 | 11.7 |
| 45～49 | 悪性新生物 | 4,519 | 52.4 | 33.4 | 自殺 | 1,965 | 22.8 | 14.5 | 心疾患 | 1,750 | 20.3 | 12.9 |
| 50～54 | 悪性新生物 | 7,764 | 98.2 | 39.4 | 心疾患 | 2,550 | 32.2 | 12.9 | 自殺 | 2,008 | 25.4 | 10.2 |
| 55～59 | 悪性新生物 | 13,123 | 174.5 | 45.7 | 心疾患 | 3,425 | 45.5 | 11.9 | 脳血管疾患 | 2,171 | 28.9 | 7.6 |
| 60～64 | 悪性新生物 | 25,325 | 298.3 | 48.5 | 心疾患 | 6,404 | 75.4 | 12.3 | 脳血管疾患 | 3,632 | 42.8 | 7.0 |

(厚生労働省：平成29年版自殺対策白書. 2017[2])

康問題」「経済・生活問題」は漸減しているが，その他の要因はほぼ横ばいである。「健康問題」としては，病気の悩みがほとんどであり，その内容はうつ病，身体の病気，その他の精神疾患の順になっている。

## Ⅱ 世界の自殺の実態

### 1. 世界の自殺

　世界保健機関（World Health Organization：WHO）は現在世界において1年間で80万人以上の人（40秒

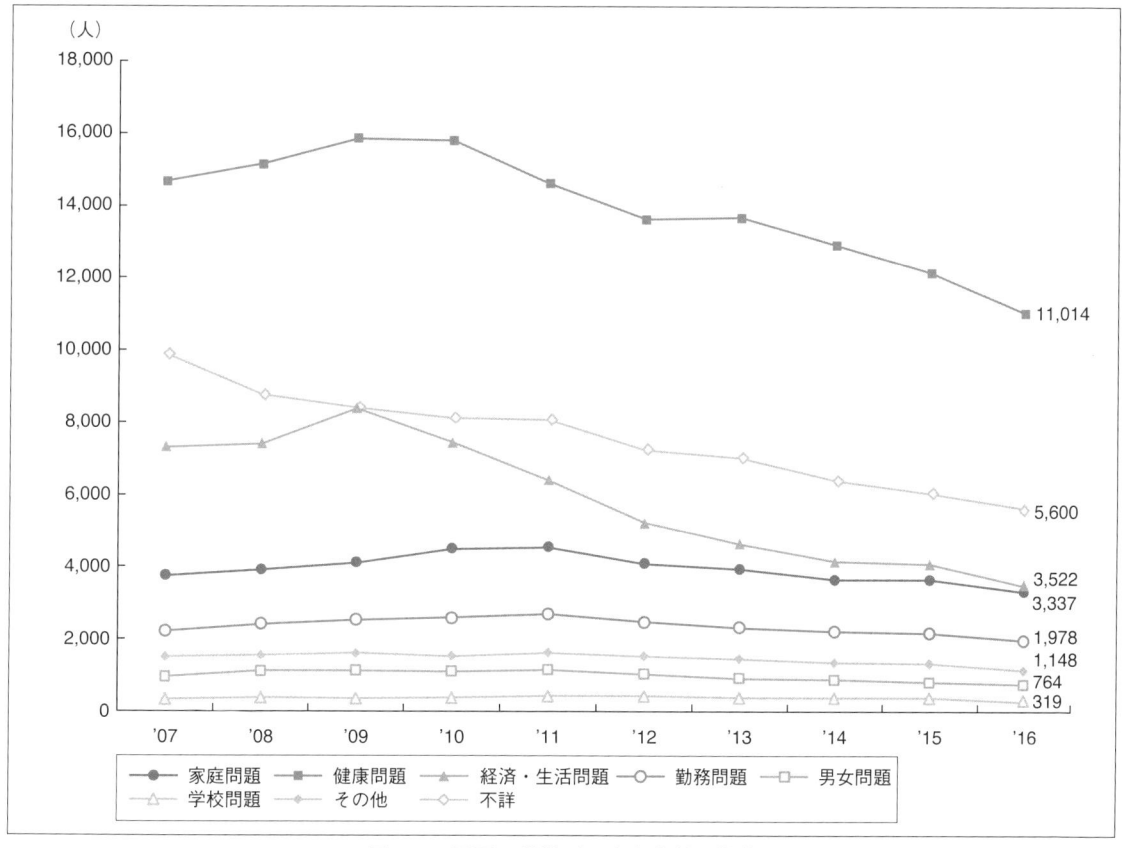

**図1-7 原因・動機別の自殺者数の推移**

（厚生労働省：平成29年版自殺対策白書. 2017[2]）

間に1人）が自殺により死亡しているとホームページ上で伝えている。このうち70歳未満の人が86%を占めており，WHOとしてはとくに15〜29歳の若者の自殺に注目している。なぜなら，この年代においてはすべての死亡者のなかで自殺が8.5%を占め，死因としては交通事故死に次ぐ2位だからである（わが国のみ自殺がこの年代の死因の1位である）。

**図1-8**には世界の自殺率の地域比較を示した。東ヨーロッパ，ロシア，東アジア，アフリカ中東部，インド，スリランカなどで自殺率が高いことがわかる。

**図1-9**には自殺率の高い国を順に示した。1位は韓国，2位はガイアナ，3位はリトアニアとなっている。日本は8位でいわゆる先進国のなかでベストテンに入っている唯一の国である。自殺は日照時間とも関係が深いが，日本よりもはるかに緯度が高いフィンランドや英国では自殺予防対策が成功している。

いる。

## 2. 世界と地域の自殺死亡数

**図1-10**に年齢・所得水準別の世界全体の自殺死亡数（2012年）を示した。2012年の世界全体の死亡数は80万3,900人と推定された。世界的に年齢標準化された自殺死亡率は年間10万人あたり11.4人となる（男性15.0人，女性8.0人）。わが国はその倍である。年齢標準化された自殺死亡率は，高所得国が低中所得国よりも若干高い傾向がみられる（人口10万人あたり12.7人と11.2人）。しかしながら，低中所得国が世界人口に占める割合ははるかに高く，世界の自殺の75.5%は低中所得国で生じているのである。

また**図1-10**に示されたように，低中所得国では若者の自殺が圧倒的に多く，高所得国では50歳をピークとした緩やかな山が形成されている。このように世界全体でみると，世界の多くの若者が，主に貧

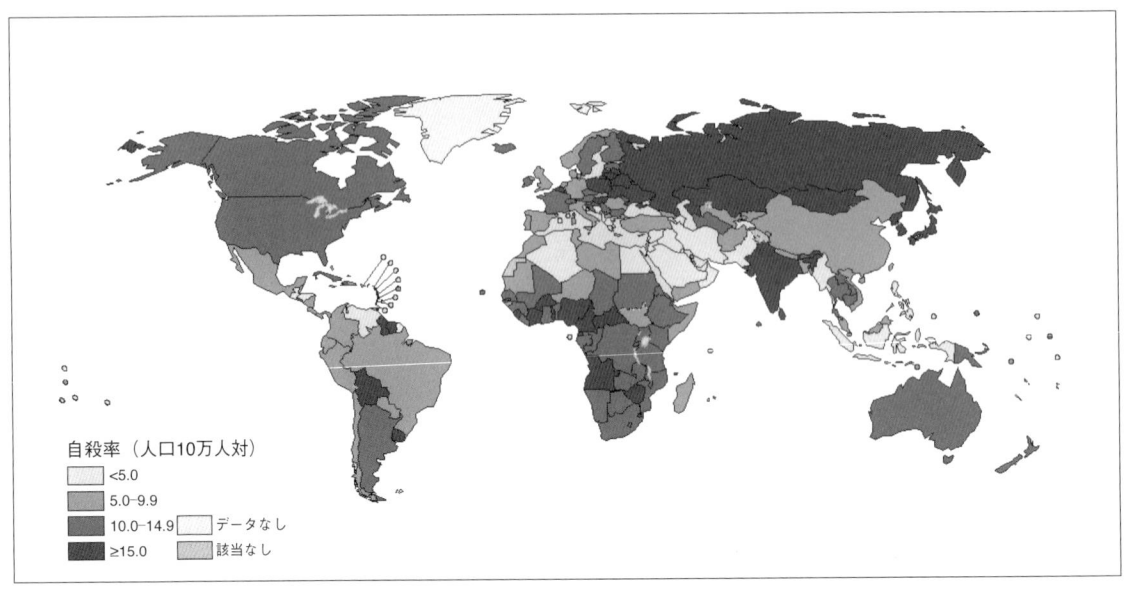

図1-8 世界の自殺率（人口10万対，年齢調整自殺率），2012

（WHO : Mental health, Suicide date. 2012）

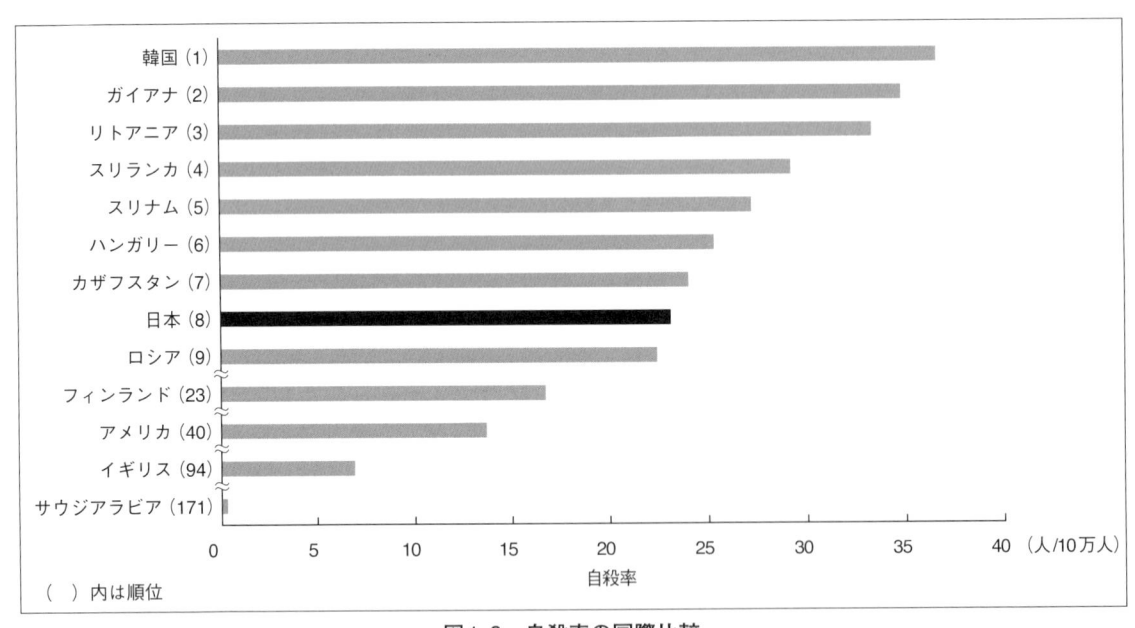

図1-9 自殺率の国際比較

（WHO : Preventing suicide : A global imperative. 2014）

困を理由に自殺していることが推察されるのである。

## 3. WHOメンタルヘルスアクションプラン 2013-2020

上記のように2012年において，世界で年間約80万人の人が自殺によって死亡しているが，この値は2000年と比較すると，全体で9%の減少を示している。その間，全世界の人口は増加しているので，自殺死亡率は21%の減少と試算されている。しかしながら，およそ50ヵ国（いくつかの高所得国を含む）において自殺率は増加しているのである。わが国は全世界の80万人の自殺者のうちの30,000人を

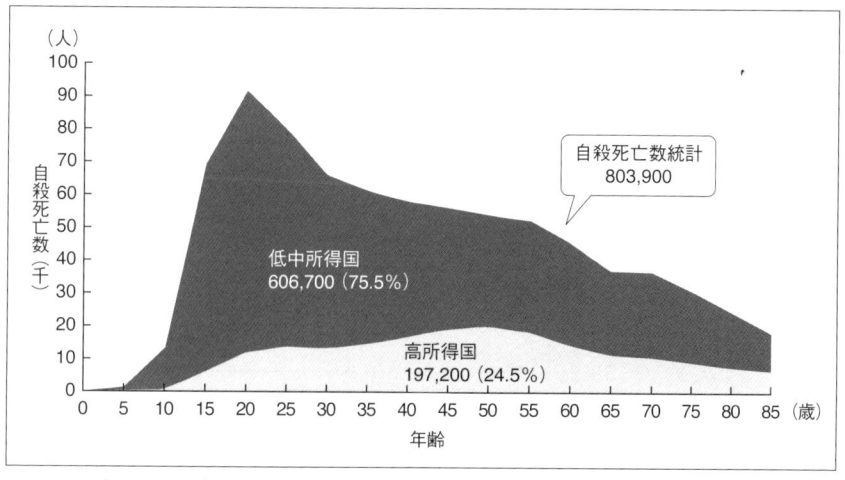

**図1-10　年齢・所得水準別の世界全体の自殺死亡数（2012年）**

（WHO : Preventing suicide : A global imperative. 2014）

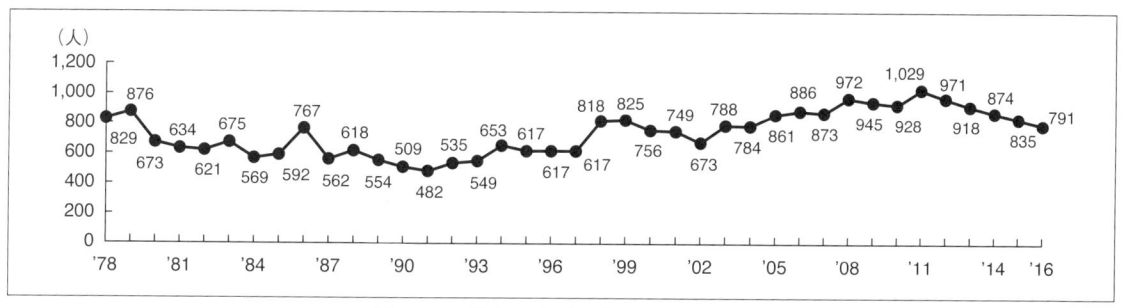

**図1-11　学生・生徒の自殺者数の推移**

注) 平成18年までは「学生・生徒」だが, 19年の自殺統計原票改正以降は未就学児童も含めることとなり,「学生・生徒等」とされた。
　なお, 未就学児童の自殺者数は0が続いており, 18年以前（学生・生徒）と19年以降（学生・生徒等）の自殺者数を単純比較しても
　問題は生じない。

（厚生労働省：平成29年版自殺対策白書. 2017[2]）

も占めていた数少ない高所得国であったわけである。その実態の深刻さが改めて浮き彫りになったと思われる。

　WHOは2013-2020年のメンタルヘルスアクションプランとして, 2020年までに自殺率を全体で10％減少させることを目標に掲げている。また, WHOは2014年　に "Preventing suicide: A global imperative" と題した世界自殺予防レポートを作成し, 各国語に翻訳している。

## Ⅲ　わが国における 子ども・若者の自殺の実態

### 1. わが国の子ども・若者における高い自殺率

　図1-5, 6に示したように, 中高年においては自殺者数も自殺率も減少傾向にあるのに対して, 子ども・若者の自殺者数は横ばいが続き, 自殺率に換算すると増加していることが明らかになった。その実態はきわめて深刻なものといわざるを得ない。少子化によって子どもの数がどんどん減少しているにもかかわらず, 自殺率は上昇し続けているのである。

　**図1-11**には学生・生徒の自殺者数の推移を示した。1998年に617人から818人に急増し, その後2011年に最高の1,029人となり, 以後漸減しているが, 2016年は791人と依然として高い水準を保っている。

　図1-12は先進7ヵ国の若い世代（15～34歳）における自殺および事故死亡率を示した。世界中のどの国においても若い世代の死因の第1位は事故死であるが, わが国のみが自殺なのである。わが国の若

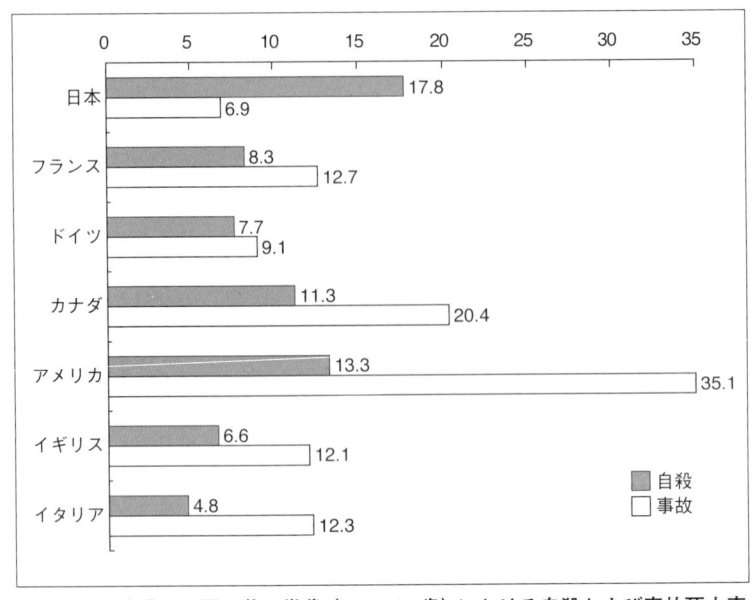

**図1-12　先進7ヵ国の若い世代（15〜34歳）における自殺および事故死亡率**

注）「死亡率」とは，人口10万人あたりの死亡者をいう。

（厚生労働省：平成29年版自殺対策白書. 2017[2]）

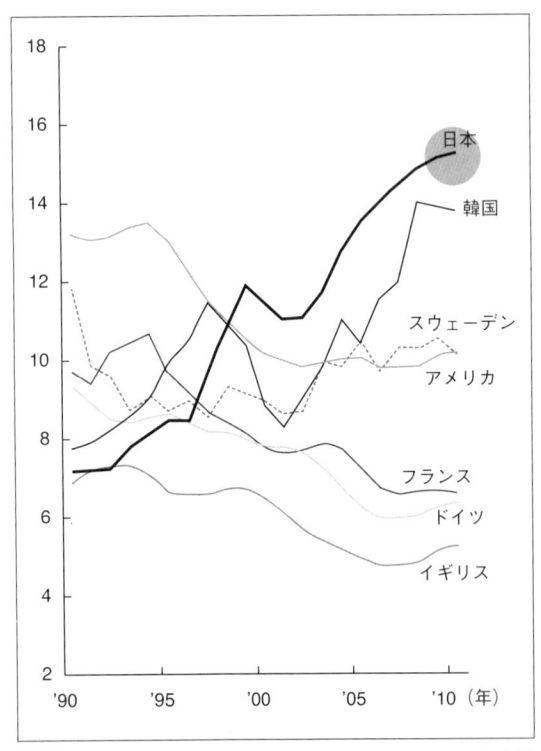

**図1-13　若者（15〜24歳）の自殺率の推移の国際比較**

＊当該年齢人口10万人あたりの自殺者数

＊WHO「Mortality Database」より作成

（舞田敏彦：PRESIDENT Online 連載 データは踊る―絶望の国　日本は世界一「若者自殺者」を量産している―. 2016[3]）

い世代の自殺死亡率は人口10万人あたり17.8人であり，第2位のアメリカの13.3人の1.3倍という高い値である。

　**図1-13**は日本，韓国，アメリカ，イギリス，ドイツ，フランス，スウェーデンという7ヵ国の若者（15〜24歳）の自殺率の推移（1990〜2010年）を比較したものである[3]。最近20年の間に，わが国の若者の自殺率は第1位になっており，韓国も最近急激に増加傾向にある。欧米諸国は最近若干の増減はあるものの，20年前と比較すると若者の自殺率は大幅に減少しているといえる。

　以上から，「わが国は世界のなかで最も子ども・若者が自殺する国である」ということができる。この深刻な問題をどのように解決していったらよいのだろうか。

## 2. 原因・動機別自殺者数

　2007年以降の原因・動機別の全自殺者数は**図1-7**に示したが，若い世代の自殺における原因・動機はどうなっているのだろう。**図1-14**には，2015年における19歳以下および20〜29歳の自殺の原因・動機を示した。19歳以下の第1位が「学校問題」，次いで「健康問題」「家庭問題」「男女問題」「勤務問題」

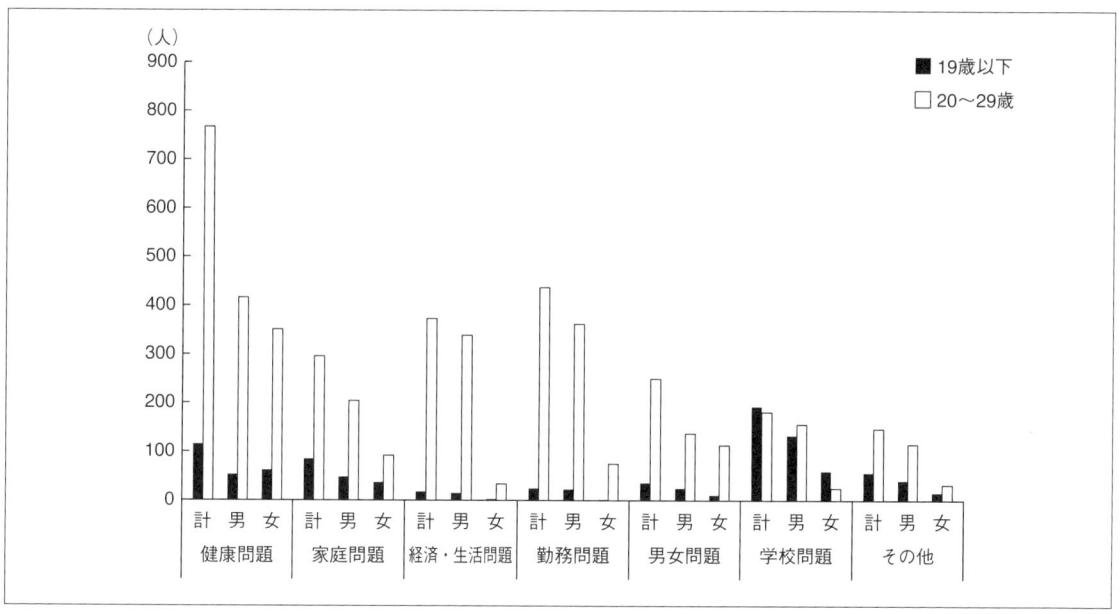

図1-14 若い世代（29歳以下）の原因・動機別自殺者数（2015年）

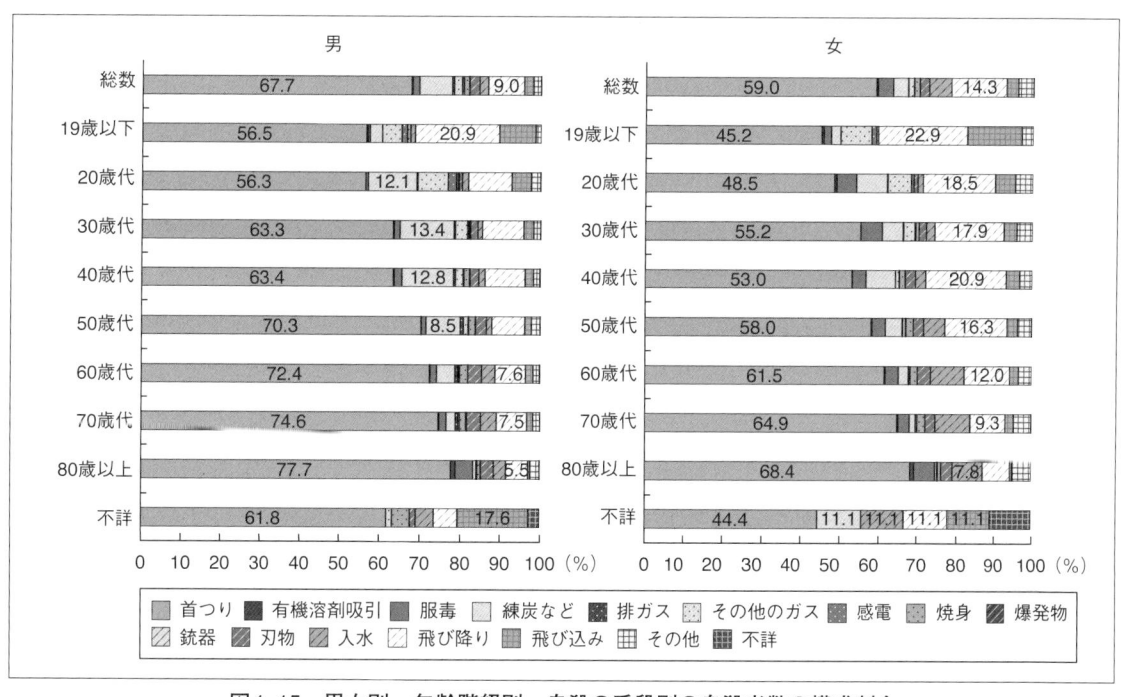

図1-15 男女別・年齢階級別・自殺の手段別の自殺者数の構成割合

（厚生労働省：平成29年版自殺対策白書，2017[2]）

「経済・生活問題」の順になっている。一方，20～29歳では，第1位は「健康問題」，次いで「勤務問題」「経済・生活問題」「家庭問題」「男女問題」「学校問題」の順になっている。

「学校問題」の内訳は，19歳以下では，学業不振52例（男38，女14），入試に関する悩み23例（男17，女6），その他進路に関する悩み46例（男32，女14），教師との人間関係2例（男2，女0），いじめ

1例（男1，女0），その他学友との不和31例（男16，女15），その他38例（男27，女11）となっており，20～29歳では，学業不振65例（男62，女3），入試に関する悩み7例（男6，女1），その他進路に関する悩み72例（男58，女14），教師との人間関係5例（男5，女0），いじめ1例（男0，女1），その他学友との不和14例（男10，女4），その他17例（男15，女2）となっている。

　いじめによる自殺がきわめて少ないことに驚く方も多いと思われるが，以上が警察庁が把握できた，遺書などの自殺を裏づける資料により明らかに推定できた原因・動機の実態である。

## 3. 自殺の手段，場所

　平成28年における手段別の自殺の状況を**図1-15**に示した。全体でみると，男性では「首つり」（67.7%）が最も多く，次いで「飛び降り」（9.0%），「練炭など」（8.1%）となっており，女性では「首つり」（59.0%），「飛び降り」（14.3%），「入水」（5.6%）の順になっている。

　若い年齢の自殺の手段はどうなっているのだろう。男性については，19歳以下では「首つり」「飛び降り」「飛び込み」の順に多く，20歳代では「首つり」「飛び降り」「練炭など」の順になっている。女性については，19歳以下では「首つり」「飛び降り」「飛び込み」の順に多く，20歳代では「首つり」「飛び降り」「練炭など」の順になっている。

　自殺の場所については，全体でみると，男性では「自宅」（55.9%），「乗物」（7.6%），「高層ビル」（5.4%）の順に多く，女性では「自宅」（65.4%），「高層ビル」（10.4%），「海（湖）・河川」（6.3%）の順に多くなっている。若い世代については，男性は，19歳以下では「自宅」「高層ビル」「鉄道路線」の順に多く，20歳代では「自宅」「乗物」「高層ビル」の順になっている。一方女性は，19歳以下では「自宅」「高層ビル」「鉄道路線」の順に多く，20歳代では「自宅」「高層ビル」「乗物」の順になっている。

## REFERENCE

1) Honkawa Data Tribune：社会実情データ図録. 2017（http://www2.ttcn.ne.jp/honkawa/）参照：2017年9月15日
2) 厚生労働省：平成29年版自殺対策白書. 2017
3) 舞田敏彦：PRESIDENT Online 連載 データは踊る—絶望の国 日本は世界一「若者自殺者」を量産している—. 2016（http://president.jp/articles/-/17058）参照：2017年2月25日

# 第2章

# 自殺の危険因子

# 自殺の危険因子

## I 自殺の危険因子とは

表2-1には高橋[24, 25]がまとめた自殺の危険因子を示した。1つひとつ解説してみたい。

### 1. 自殺企図歴

自殺企図の既往は，最も明確，かつ強力な自殺の危険因子の1つである[27]。フィンランドで行われた自殺既遂者調査によれば，40%以上に過去の自殺未遂が認められた[23]。自殺未遂ないし故意の自傷をその後9年以上追跡した研究では，その3〜12%が自殺の転帰をたどっている[21]。すなわち，自殺未遂者は，その後，自殺企図をまた繰り返し，最終的には自殺死亡に至る可能性が高く，自殺未遂者の自殺再企図を防ぐことは，自殺予防対策の重要課題である。

「自殺を口にする人は実際には自殺するつもりはない」という俗説があるが，これはまったくの誤解である。自殺を口にする人は，おそらく援助や支援を求めている。自殺を考えている人の多くが，不安，抑うつ，絶望を経験しており，自殺以外の選択肢はないと感じてしまっている[31]。

自殺企図の意図，手段，状況などの情報を得ることは重要である[27]。自殺企図者を面接する際には，再企図を防ぐために，少なくとも以下の情報を得ておきたい。自殺企図者はどのような意図で自殺を試みたのだろうか。自分の行為がどのような結果をもたらすと考えていたのだろうか。本人は用いた手段によって，死ぬことができるとどの程度確信していたのか。あるいは客観的にみて，選ばれた手段は致死性が高いのか，低いのか。自殺企図が行われた場所や時間は，綿密に計画されていたのか。救命されたのは偶然だったのか，必然だったのか。救命されたことについて自殺企図者はどのように感じて，どのような態度をとっているのだろうか。また，自殺企図に対して，親や友達はどのような反応を示しているのか。どれほど深刻に捉えているのだろうか。

### 表2-1 自殺の危険因子

| | | |
|---|---|---|
| 1. | 自殺企図歴 | 自殺企図は最も重要な危険因子. 自殺企図の状況，方法，意図，周囲からの反応などを検討する |
| 2. | 精神障害の既往 | 気分障害（うつ病），物質関連障害，統合失調症，行為障害（素行症），発達障害，パーソナリティ障害，アルコール依存症 |
| 3. | サポートの不足 | 未婚，離婚，配偶者との死別，職場での孤立 |
| 4. | 性別 | 自殺企図者：男＞女，自殺未遂者：女＞男 |
| 5. | 年齢 | （特に男性の）中高年 |
| 6. | 性格 | 未熟・依存的，衝動的，極端な完全主義，孤立・抑うつ的，反社会的 |
| 7. | 喪失体験 | 経済的損失，地位の失墜，病気や怪我，業績不振，予想外の失敗 |
| 8. | 他者の死の影響 | 精神的に重要なつながりのあった人が突然不幸な形で死亡 |
| 9. | 群発自殺・メディアの影響 | 青年期の自殺既遂は有意に伝染や模倣のメカニズムがみられる |
| 10. | 事故傾性 | 事故を防ぐのに必要な措置を不注意にもとらない. 慢性疾患への予防や医学的な助言を無視 |
| 11. | 児童虐待 | 小児期の心理的・身体的・性的虐待 |

（高橋祥友：自殺の危険：臨床的評価と危機介入 新訂増補版. 金剛出版，東京，2006[24]，
高橋祥友：自殺予防. 岩波書店，東京，2006[25] をもとに作成）

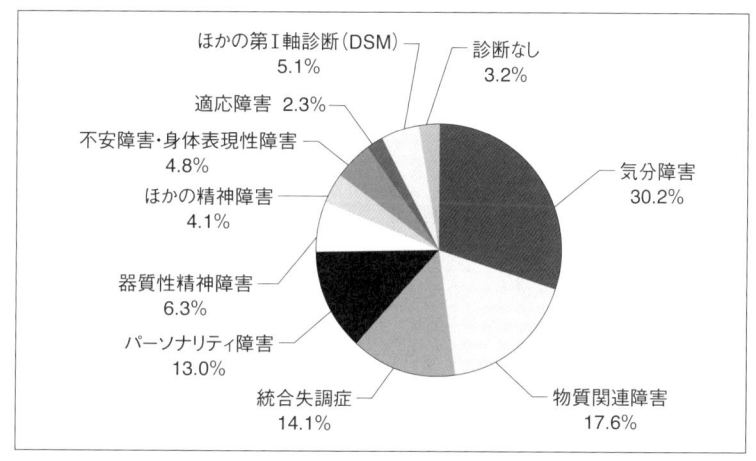

図2-1　一般人口の自殺企図者における精神科診断：15,629例

（Bertolote JM, et al.（高橋祥友, 山本泰輔 訳）: Suicide and psychiatric diagnosis : a worldwide perspective. World Psychiatry 1 : 181-185, 2002[3] より引用）

## 2. 精神障害の既往

　図2-1は1959年から2001年までの31論文に掲載された15,629人の自殺既遂者の精神科診断名を世界保健機構（WHO）がまとめたものである[3]。自殺既遂者のほとんどが最後の行動に及ぶ前に，気分障害，物質関連障害，統合失調症，パーソナリティ障害などの精神障害に罹患していることがわかる。ところが，適切に治療されていた人はきわめて少ないのである。

　青年期の自殺既遂者においても，約90％が何らかの精神障害を有しており，精神障害があると自殺リスクが9倍になると報告されている[6]。自殺企図者においても症例の80％において精神病理学的状態がみられたという[5]。

　うつ病とアルコール依存症，などのように複数の精神障害が併存する場合には自殺率はさらに高くなる。また，アルコール依存症の診断基準は満たさないが，自殺を図る人の多くが自殺行動を起こす際に酩酊状態にある点も注目される。そのため，若者においても，アルコールやほかの薬物の摂取の有無を確認しておく必要がある。また，処方されている抗不安薬や睡眠薬などを過量摂取した上での自殺行動にも細心の注意が必要である。若年者の自殺においては，近年いわゆる発達障害との関連も指摘されるようになった。

　以下に，各疾患について解説していく。

### 1) 気分障害

　うつ病は精神疾患のなかでも，自殺企図・既遂のいずれにおいても高頻度でみられると多数の研究で報告されている[29]。また，青年期の自殺者のなかでうつ病は49〜64％と最も高率にみられると報告されている[9]。赤澤ら[1]は，わが国において心理学的剖検の手法で情報収集がなされた自殺既遂事例76例について分析を行った。その結果，自殺者の86.8％は何らかの精神疾患に罹患しており，そのうちの71.2％は気分障害であったこと，またそのなかでも，大うつ病性障害の割合が最も高く，自殺者全体の半数以上がその診断にあてはまったことが報告された。

　双極性障害は成人よりも児童・青年期においてより高い割合でうつ病から発展しやすい。双極性障害をもつ人の自殺の生涯発症危険率は，一般人口の少なくとも15倍と見積もられており，双極性障害は全自殺既遂事例の4分の1を占めるという報告もある。また，自殺既遂率でいえば，躁状態を伴う双極Ⅰ型障害よりも軽躁状態を伴う双極Ⅱ型障害のほうがより高いといわれている[2]。

### 2) 物質関連障害

　喫煙やアルコールを含めた精神作用物質乱用は，自殺企図および既遂のリスク増加に関連している。いくつかのレビューでは，精神作用物質乱用は自殺念慮よりも自殺企図と強く関連していることが示され，直接的な関連性が推測されている[12]。自殺のリ

スクは，精神作用物質乱用を伴った成人男子および年長の青年において最も高い[9, 12]。また，精神作用物質乱用は気分障害と併存しやすく，自殺企図および既遂のリスクを増大させる[5, 22]。

### 3) 統合失調症

統合失調症をもつ人の約5〜6%が自殺により死亡し，約20%が少なくとも1回自殺を試み，さらにずっと多くの人にはっきりとした自殺念慮がある。自殺の危険性は生涯にわたり男性・女性ともに高いが，物質関連障害を併存する若年男性ではとくに高いといわれている。その他の危険因子としては，抑うつ症状，絶望感，失業が含まれる。精神病エピソードに続く時期，および退院後の時期に高いことが指摘されている[2]。

### 4) 行為障害（素行症）

素行症は気分障害や物質関連障害を併存することが多く，破壊的行動障害では若年者の自殺リスクを3〜6倍高めるという報告もある[5, 22]。気分障害，精神作用物質乱用，破壊的行動障害の組み合わせが若年者の自殺および自殺関連行動にとくに強力な組み合わせであるとされており，どれか1つの診断を満たすケースではほかの2つの併存にも注意を払う必要がある[29]。

### 5) 発達障害

注意欠如・多動症（Attention-Deficit/Hyperactivity Disorder：ADHD）における自殺研究は1980年代から報告されてきた。児童・青年期の自殺既遂例におけるADHDの頻度は4〜25.9%までの報告がある[19]。このことから，ADHDそのものが自殺企図や自殺未遂の危険因子といえる。また，ADHDはうつ病と行為障害の併存の頻度が高く，その2つが併存すると自殺関連行動に至るリスクが高まることが示唆されている[19]。

自閉スペクトラム症（Autism Spectrum Disorder：ASD）の自殺研究は近年になってようやく行われるようになった。Mikamiら[20]は救命救急センターに入院した自殺企図例のなかで20歳未満の94名を検討した結果，自殺企図群の12.8%にASDが認められたと報告した。ASD群は男性の頻度が高く，気分障害と不安障害の併存頻度は低く，適応障害がより多く併存していた。また，ASD群はより致死性の高い企図手段を選択することが多く，繰り返す対人関係の失敗と社会的支援の欠如による社会的孤立

感が心理社会的準備因子であると示唆された。

## 3. サポートの不足

自殺のキーワードは「孤立」である[25]。未婚の人，離婚した人，何らかの理由で配偶者と離別している人，近親者の死亡を最近経験した人の自殺率は，結婚し配偶者のいる人の約3倍の高さを示すという[27]。

また，サポートの不足だけでなく，「援助希求能力の乏しさ」も重要なポイントである。とくに，子ども・若者の場合，援助希求能力の乏しさは次のような形であらわれる。周囲に信頼できる大人がいたことがなく，その子どもには「誰かに助けを求める」という選択肢がない場合もあるし，たとえ身近に信頼できる大人がいたとしても，過去の傷つき体験のせいで誰かを信頼することができない場合もある。あるいは，本人は援助を求めたつもりではあるが，その方法が未熟であったり拙劣であったりする場合もあるだろう。結果的に，思いが相手に伝わらなかったり，周囲の怒りを引き出してしまったりして，かえって自らを窮地に追い込んでしまうこともある[17]。「援助希求能力」については後に詳述したいと思う。

## 4. 性別，年齢，性格

### 1) 性別

自殺者の男女比は，ほとんどの国で女性よりも男性に多い。一方，自殺未遂者は女性に多いことが知られている。わが国の2016年の自殺者は，男性が15,121人，女性が6,776人であった。自殺率は人口10万人あたり，男性は17.3人，女性は10.4人であり，既遂自殺の男女比は1.7対1であった。このように，わが国の自殺者は男性が多いが，ほかの国々に比べて，女性の自殺率が高く，男女差が比較的少ないことが特徴である[27]。

うつ病の有病率は女性が男性の2倍であるが，自殺率では逆転しているのである。これは男性のほうが，気分障害と物質・アルコール乱用の併存が多いこと，攻撃性の高さ，より致死的な手段の選択などの複数の危険因子を有するためであるとされる[5, 22]。

### 2) 年齢

図2-2には2015年の年齢階級別自殺者数を示した[15]。今は40代，50歳代，60歳代をピークとした山が形成されている。今後少子化・高齢化が進む

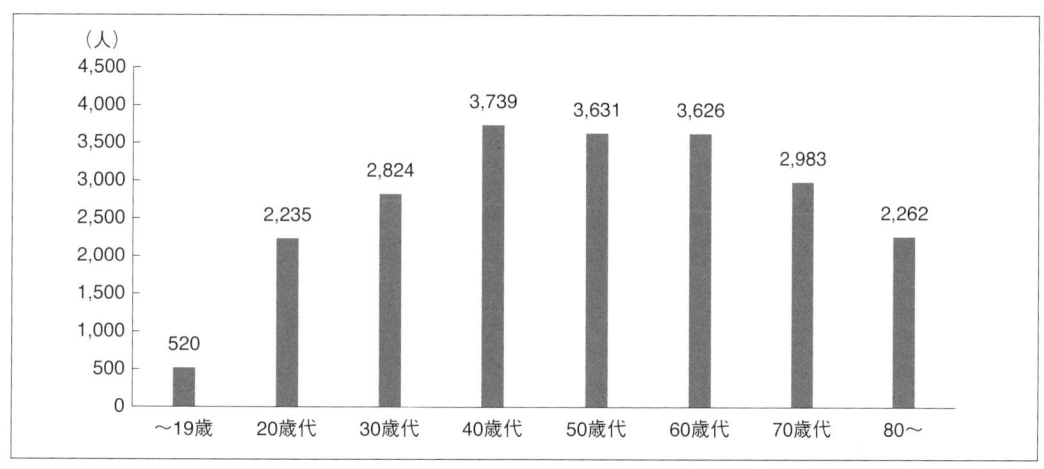

**図2-2　年齢階級別自殺者数（2015年）**
（厚生労働省：平成28年度版自殺対策白書. 2016 [15] をもとに作成）

と，数の上では子ども・若者の自殺者は横ばいある
いは減少し，高齢者の自殺者が増加して，自殺者数
のピークはより高齢化すると予想される。しかし，
先にも述べたが，自殺率でみてみると，子ども・若
者の自殺率が増加し，高齢者の自殺率は低下してい
るのである。

### 3）性格

いうまでもなく，どのような性格の人も，さまざ
まな条件が重なれば自殺行動を呈する可能性があ
る。これまでは，未熟・依存的，衝動的，極端な完
全主義，孤立・抑うつ的，反社会的な性格特徴をも
つ人が自殺行動を呈しやすいといわれてきた [25]。な
るほどと思われる性格ではあるが，実証されたもの
ではないので，先入観にはとらわれないほうがよ
い。メランコリー親和型性格がうつ病になりやすい
という考え方と似ている。そのように信じられてき
たが，どちらも同じくエビデンスはないのである。

とくに，児童・青年期の場合，性格はまだ完成し
たわけではない。未熟・依存的な性格など，どの子
どもにも多かれ少なかれあてはまるものである。ま
た，背景にASDやADHDなどの発達障害が存在す
る場合，どこまでが性格でどこからが障害によるも
のなのか区別がつきにくい事例が少なくない。性格
だけにとらわれず，遺伝的な側面，精神疾患による
影響，環境因など，本人を取り巻く全体像を把握し，
どの要因がどのくらい影響しているかを見極めてい
かなければならない。

### 5. 喪失体験，他者の死の影響

#### 1）喪失体験

喪失体験には，経済的損失，地位の失墜，病気や
怪我，業績不振，予想外の失敗，近親者の死亡，ペッ
トロスなどがあげられる。これらの喪失体験が，本
人にとってどのような意味をもつかを十分に理解す
る必要がある [27]。児童・青年期の子どもにおいて
も，周りからみれば些細なことのように思えても，
本人にとっては重大な意味をもつことは少なくな
い。相手の立場に立って，その出来事がその人に
とってどんな意味をもつのか理解しようという姿勢
が不可欠である。

#### 2）他者の死の影響

精神的に重要なつながりのあった人の死も大きな
影響がある。また，その死が突然不幸な形で訪れた
場合は，より大きな影響があると予想される。家族，
近親者，友人，恋人，そしてアイドルの死，あるい
はその人たちの自殺が本人に与える影響は甚大で
ある [27]。

また，自殺の遺伝歴についても細心の注意を払い
ながら聴取する必要がある。同一家系に自殺が多発
することはしばしば報告されており，自殺および自
殺行動の家族歴は青年の自殺死および非致死性の自
傷行動のリスクを高めると一貫して示されている [12]。
また，同じうつ病に罹患しながら，自殺企図の既往
がある親と自殺企図の既往がない親の子ども（平均
年齢20歳）を追跡調査したところ，親に自殺企図の
既往がある子どものほうが明らかに自殺関連行動は

多かったという報告もある[18]。双生児研究では[29]，片方の児が自殺企図をした場合，一卵性双生児ではオッズ比5.6，二卵性双生児ではオッズ比4.0ともう片方の児が自殺企図をしやすく，遺伝性との関連が示唆されている。これらが示すことは，自殺に関連した遺伝子の存在を示唆するとともに，青年に対して自殺が耐え難い精神的苦痛の解決策になりうるという一種のモデルを提供することになるという意見もある[12, 27]。

### 3) 群発自殺・メディアの影響

子どもの自殺において，ほかの世代の自殺と比較して明らかに異なる点は，群発自殺という現象がみられることである[25]。Gouldらは[8, 29]，青年期の自殺既遂は有意に伝染や模倣のメカニズムがみられ，自殺企図においても同様の傾向があると述べている。とくに有名人の自殺が若年者に与える影響は大きい。わが国では1986年にいじめを苦にした中学生の自殺および同年代のアイドル歌手の自殺がセンセーショナルに報道され，全国で同年代の若者の自殺が急増した（**図2-3**）。メディアによって自殺が誇張され，美化され，過度に一般化されて報道されることにより，群発自殺が拡大していくといわれている。メディアには自殺を美化することなく，冷静に事実をありのままに報道する姿勢が望まれる[26, 29]。WHOからも「自殺予防　メディア関係者のための手引き」[30]が発表されている。**表2-2**には，そのなかに掲載されている「メディア関係者のためのクイック・リファレンス」を示した。

### 6. 事故傾性

自殺に先行して自己の安全や健康を守れなくなるような現象を事故傾性（accident proneness）とよぶ[27]。生活史上に多くの事故を認める人には注意が必要である。繰り返す事故が，本人にとって意識的あるいは無意識的な自己破壊傾向の発現となっていることがある。事故を起こす本人にとっても，それは事故以外の何ものでもないと捉えられているが，事故を防ぐのに必要な措置を不注意にもとらない[27]。まったく無意識的な人もいるし，「事故が起きるかもしれないが，それはそれでかまわない」とやや意識的な人もいる。慢性疾患に対して当然の予防あるいは医学的な助言を無視する患者も同じような心理状態であることが少なくない。

### 7. 児童虐待

あらゆる虐待が若年者の自殺および自殺企図と深い関係があることに関しては多くの報告がある[29]。とくに性的虐待の自殺企図への人口寄与危険度（Population Attributable Risk Percent：PAR）は，16.6 ～ 19.5％と推定され，性交に至るようなより深刻な性的虐待では自殺関連行動のリスクがさらに高まるとされている。また，大人や仲間と頻繁に喧嘩になるような対人関係上の困難さは幼少期に受けた虐待と青年期の自殺企図と関連がある。心理的虐待

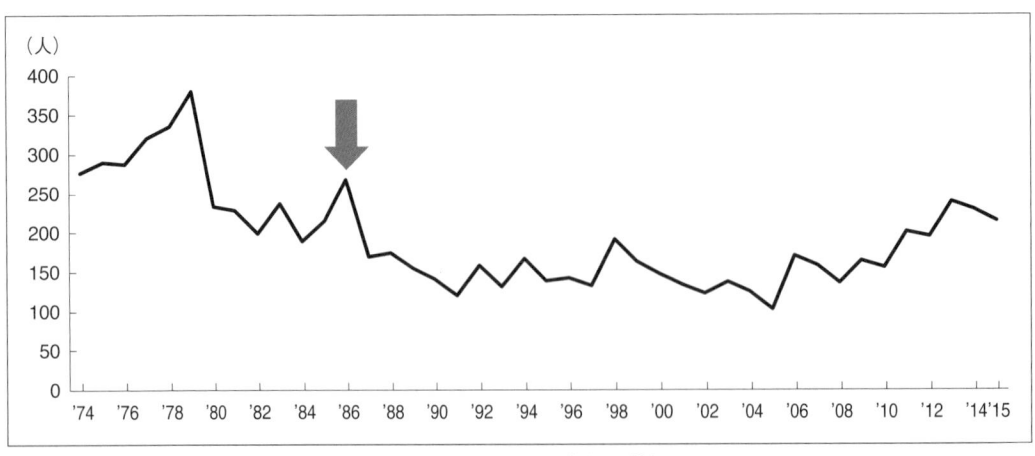

**図2-3　児童生徒の自殺の状況**

注1) 昭和51年度までは公立中高を調査。昭和52年度より公立小，平成18年度より国私立，平成25年度より高校通信制も調査
注2) 学校が計上・把握したもの

（文部科学省：平成27年 児童生徒の問題行動等生徒指導上の諸問題に関する調査. 2017）

### 表2-2 自殺予防 メディア関係者のための手引き
―メディア関係者のためのクイック・リファレンス―

- 努めて，社会に向けて自殺に関する啓発・教育を行う
- 自殺を，センセーショナルに扱わない。当然の行為のように扱わない。あるいは問題解決法の一つであるかのように扱わない
- 自殺の報道を目立つところに掲載したり，過剰に，そして繰り返し報道しない
- 自殺既遂や未遂に用いられた手段を詳しく伝えない
- 自殺既遂や未遂の生じた場所について，詳しい情報を伝えない
- 見出しのつけかたには慎重を期する
- 写真や映像を用いることにはかなりの慎重を期する
- 著名な人の自殺を伝えるときには特に注意を要する
- 自殺で遺された人に対して，十分な配慮をする
- どこに支援を求めることができるのかということについて，情報を提供する
- メディア関係者自身も，自殺に関する話題から影響を受けることを知る

(河西千秋, 他 監訳：WHO 自殺予防 メディア関係者のための手引き 2008年改訂版日本語版. 2009[30])

を受けた子どもは健全な関係性を作るのに必要な社会性の発達が妨げられ，社会的孤立や対人衝突を起こしやすく，自殺関連行動のリスクを高めることになってしまう[14, 29]。

　また，生物学的・遺伝学的な研究によれば，幼少期に受けた虐待などの有害事象がDNAのメチル化の分布を変え，エピジェネティック変化を持続させ，青年期以降の脳の遺伝子発現に影響を及ぼすことが自殺行動と関与していると示唆されている[13, 28]。すなわち，幼少期に受けた虐待などのストレスが，遺伝子発現の変化を引き起こし，青年期以降の自殺行動に影響を及ぼしていることが明らかになってきたのである。さらに，そのような遺伝子の変化は次の世代にも影響を及ぼす可能性をもっている。

## II 児童・青年期症例における心理学的剖検

　心理学的剖検（psychological autopsy）とは，自殺者と生前に関係のあった周囲の人（家族，友人，知人，同僚，主治医など）から，故人の生前の様子を詳細に聞き取って自殺の背景要因を明らかにする方法である[27]。しかし，児童・青年期症例において行われた心理学的剖検による自殺研究は世界でも限られているのが現状である。また，その多くは1980〜1990年代に行われたものであり，現代の社会状況や精神医学診断に一般化できるとは限らない。しかし，これまでの児童・青年期の事例に行われた心理

学的剖検の結果はいくつかの共通した傾向を示しているので以下に紹介したい[13]。

### 1. フィンランドの研究

　Marttunen ら（1995年）[16]は，フィンランドの13〜22歳までの自殺既遂者116例（男性97例，女性19例）において男女の比較を行い，とくに青年期女性の特徴を検討した。心理学的剖検の結果では，女性の68％に気分障害，26％に境界性パーソナリティ障害の診断がなされ，男性よりも有意に多かった。また，女性のほうが過去の精神科入院歴（男性12％，女性42％），および過去1年間の精神科入院歴（男性8％，女性42％）がともに有意に高く，過去1年間（男性12％，女性47％），および過去1ヵ月間（男性7％，女性47％）の精神科治療の受診率も有意に高かった。また，過去の自殺企図も女性に有意に多くみられた（男性30％，女性62％）。

### 2. アメリカの研究

　Gould ら（1996年）[8]は，ニューヨーク市の20歳未満の自殺既遂者120例と147例の対照群を比較して，自殺の心理社会的な要因について検討した。自殺のリスクを増加させる因子として，学校における問題，家族の自殺行動の既往，親子間のコミュニケーションの欠如，生活上のストレス（対象の喪失，しつけ上の問題）などの心理社会的要因があげられた。

　Shaffer ら（1996年）[22]は，上記研究と同じ対象を

用いて，精神医学的な要因について検討した。親への聞き取り調査の結果によると自殺群の59％がDSM-Ⅲの精神科診断基準を満たしており，対照群では23％であった。3年以上症状が持続した者は自殺群で46％，対照群で29％であり，精神科治療を受けていた者は自殺群で46％，対照群で29％であった。複数の情報提供者からの評価では，自殺群の91％がDSM-Ⅲの精神科診断基準を満たしていた。また，気分障害と過去の自殺企図既往が男女ともに最も大きな自殺のリスク因子であった。アルコール・薬物関連障害は男性においてのみ危険因子であり，女性に気分障害の診断がより多かった。精神科診断の頻度は，年齢が上がるにつれて増える傾向があり，とくにアルコール・薬物関連障害でこの傾向が著しかった。気分障害とアルコール・薬物関連障害あるいは行為障害の併存する症例で自殺のリスクが最も高かった。

Gould ら（1998年）[10] は，さらに同じ対象を用いて，親の別居や離婚と自殺の関連について検討を行った。親の別居や離婚を経験した児童・青年は，自殺群で48例（40％），対照群で49例（33.3％）であり有意差はなかった。自殺群は対照群と比較して自殺既遂時に，両親のいずれとも同居していないことが有意に多かった。しかし，親の精神病理，別居や離婚時の年齢，別居している親との面会の頻度，同居中の親との関係が間接的なリスク因子として働く可能性があり，親の精神病理との相互関係を考慮して解析すると，親の別居や離婚が与える自殺への直接的な影響は大きくないことが示された。

Brent ら（1999年）[4] は，性別と年齢の自殺既遂への影響を調査するために，ペンシルベニア州の140例の自殺既遂者と130例の対照者を，16歳未満と以上および男女に分けてリスク因子の解析を行った。気分障害，両親の精神病理，虐待の既往，火器（銃など）へのアクセス，過去の自殺企図が4つのいずれの群でも自殺のリスク因子としてあげられた。物質関連障害および物質関連障害と気分障害の併存が16歳以上の群でとくにリスクが高かった。16歳未満の群では自殺念慮が明らかでないことが多かった。男性では行為障害がリスク因子としてあげられ，また致死的な手段を選択することが多かった。

## 3. ノルウェーの研究

Groholt ら（1998年）[11] は，ノルウェーの自殺者の前期青年期（15歳未満）12例，後期青年期（15～19歳）115例，および対照群889例（前期青年期84例，後期青年期805例）の自殺のリスク因子を比較した。前期青年期群では後期青年期群と比較して縊死の頻度が高く（93％ vs 35％），希死念慮が少なく（7％ vs 39％），先行する出来事が明確でなかった（77％ vs 43％）。自殺のリスク因子となったものは，気分障害，破壊性障害，実の両親と同居していないことがあげられた。前期青年期群では後期青年期群に比べて，明確なリスク因子に暴露されていないことが特徴であった。前期および後期青年期群では共通のリスク因子が多く，前期青年期群に自殺が少ないのは，リスク因子への暴露が少ないことに起因すると考察している。

Freuchen ら（2012年）[7] は，15歳以下の自殺既遂者41例，事故による死亡者43例，および対照群410例を比較して，自殺のリスク因子を解析した。自殺既遂群の25％は精神科診断基準を満たし，30％は抑うつ症状を呈していた。自殺群と事故死群を比較し，自殺への関心，喪失体験，葛藤状況，閾値下のうつ病が自殺のリスク因子としてあげられた。

## 4. まとめ

以上をまとめると，第1に，児童・青年期の自殺において，15歳前後を境に自殺にかかわる要因に差がみられることが明らかになった。第2に，低年齢群では精神疾患の比率が少なく，自殺前のストレス要因や自殺の意図が明確ではないことが特徴であった。今後，発達に応じた自殺の理解および研究が必要であると考えられる。第3に，男女ともに気分障害の有無が自殺において大きなリスク因子となっていた。また男性においてはアルコール・薬物関連障害，あるいは行為障害が主なリスク因子となっていた。第4に，親の離婚・別居が与える自殺への影響に関しては，単に両親が揃っていること以上に，両親とのコミュニケーションや両親の精神的健康が重要な要因となっていることが明らかになり，本人への支援だけでなく，家族を含めた包括的な支援の必要性が示された[13]。

## REFERENCE

1) 赤澤正人，松本俊彦，勝又陽太郎，他：死亡時の職業の有無でみた自殺既遂者の心理社会的特徴：心理学的剖検による76事例の検討．日社精医誌 **20**：82-93, 2011

2) American Psychiatric Association : Diagnostic and Statistical Manual of Mental Disorders, 5th Edition (DSM-5). American Psychiatric Publishing, Arlington, 2013.（日本精神神経学会日本語版用語監修，高橋三郎，大野　裕 監訳：DSM-5精神疾患の診断・統計マニュアル．医学書院，東京，2014）

3) Bertolote JM, Fleischmann A : Suicide and psychiatric diagnosis : a worldwide perspective. World Psychiatry **1** : 181-185, 2002（高橋祥友，山本泰輔 訳：各国の実情にあった自殺予防対策を．精神医学 **49**：547-552, 2007）

4) Brent DA, Baugher M, Bridge J, et al. : Age-and sex-related risk factors for adolescent suicide. J Am Acad Child Adolesc Psychiatry **38** : 1497-1505, 1999

5) Brent DA, Perper JA, Moritz G, et al. : Psychiatric risk factors for adolescent suicide : A case-control study. J Am Acad Child Adolesc Psychiatry **32** : 521-529, 1993

6) Bridge JA, Goldstein TA, Brent DA : Adolescent suicide and suicidal behavior. J Child Psychol Psychiatry **47** : 372-394, 2006

7) Freuchen A, Kjelsberg E, Lundervold AJ, et al. : Differences between children and adolescents who commit suicide and their peers : a psychological autopsy of suicide victims compared to accident victims and a community samples. Child Adolesc Psychiatry Ment Health **6** : 1, 2012

8) Gould MS, Fisher P, Parides M, et al. : Psychological risk factors of child and adolescent completed suicide. Arch Gen Psychiatry **53** : 1155-1162, 1996

9) Gould MS, Greensberg T, Velting DM, et al. : Youth Suicide Risk and Preventive Interventions : A Review of the Past 10 Years. J Am Acad Child Adolesc Psychiatry **42** : 386-405, 2003

10) Gould MS, Shaffer D, Fisher P, et al. : Separation/divoece and child and adolescent completed suicide. J Am Acad Child Adolesc Psychiatry **37** : 155-162, 1998

11) Groholt B, Ekeberg O, Wichstrom L, et al. : Suicide among child and younger and older adolescents in Norway : a comparative study. J Am Acad Child Adolesc Psychiatry **37** : 473-481, 1998

12) Hawton K, Fortune S : Suicidal Behavior and Deliberate Self-Harm. Rutter M, Bishop D, Pine D, et al eds, : Rutter's Child and Adolescent Psychiatry, 5th edition. Blackwell Publishing, Oxford, 2008

13) 若年者の自殺対策のあり方に関するワーキンググループ：若年者の自殺対策のあり方に関する報告書．2015（http://ikiru.ncnp.go.jp/copes/pdf/wg.pdf）

14) Johnson JG, Cohen P, Gould MS, et al. : Childhood adversities, interpersonal difficulties, and risk for suicide attempts during late adolescence and early adulthood. Arch Gen Psychiatry **59** : 741-749, 2002

15) 厚生労働省：平成28年度版自殺対策白書．2016（http://www.mhlw.go.jp/wp/hakusyo/jisatsu/16/index.html）参照：2017年2月25日

16) Marttunen MJ, Henriksson MM, Aro HM, et al. : Suicide among female adolescents : characteristics and comparison with males in the age group 13 to 22 years. J Am Acad Child Adolesc Psychiatry **34** : 1297-1307, 1995

17) 松本俊彦：自傷・自殺する子どもたち．合同出版，東京，2014

18) Melhem NM, Brent DA, Ziegler M, et al. : Familial pathway to early-onset suicidal behavior : familial and individual antecedents of suicidal behavior. Am J Psychiatry **164** : 1364-1370, 2007

19) 三上克央：発達障害と自殺．児童青年精医と近接領域 **56**：168-178, 2015

20) Mikami K, Inomata S, Hayakawa N, et al. : Frequency and clinical features of pervasive developmental disorder in adolescent suicide attempts. Gen Hosp Psychiatry **31** : 163-166, 2009

21) Owens D, Horrocks J, House A : Fatal and non-fatal repetition of self-harm. Systematic review. Br J Psychiatry **181** : 193-199, 2002

22) Shaffer D, Gould MS, Fisher P, et al. : Psychiatric diagnosis in child and adolescent suicide. Arch Gen Psychiatry **53** : 339-348, 1996

23) Suominen K, Isometsa E, Heila H, et al. : General hospital suicides : a psychological autopsy study in Finland. Gen Hosp Psychiatry **24** : 412-416, 2002

24) 高橋祥友：自殺の危険；臨床的評価と危機介入 新訂増補版．金剛出版，東京，2006

25) 高橋祥友：自殺予防．岩波書店，東京，2006

26) 高橋祥友：セラピストのための自殺予防ガイド．金剛出版，東京，2009

27) 高橋祥友，竹島　正 編：自殺予防の実際．永井書店，大阪，2009

28) Turecki G : Epigenetics and suicidal behavior research pathways. Am J Prev Med **47**（3 Suppl 2）：S144-S151, 2014

29) 渡辺由香，尾崎　仁，松本英夫：子どもの自殺．児童青年精医と近接領域 **56**：137-147, 2015

30) WHO : Preventing suicide : a resource for media professionals. 2008（河西千秋，平安良雄 監訳：WHO 自殺予防 メディア関係者のための手引き 2008年改訂版日本語版．2009）

31) WHO : Preventing suicide : A global imperative. 2014（国立精神・神経医療研究センター精神保健研究所自殺予防総合対策センター 訳：自殺を予防する 世界の優先課題．2014）

# 第3章

# 子どもの自殺の心理

# 子どもの自殺の心理

## Ⅰ 人はなぜ自殺するのか

### 1. 自殺に認められる共通の心理的特徴

　自殺学の祖Shneidmanは，自殺に関する10の共通点をあげている（**表3-1**）[8,9]。そこからみえてくるものは，「耐え難い心理的苦痛」をもち続け，「満たされない欲求」によりストレスにさらされ，「絶望感と無力感」にさいなまれるという，否定的な感情に圧倒されている姿である。そして，その否定的感情による苦痛が耐え難い強度で持続し，逃げ出すことができない状況へと至ったとき，心理的視野狭窄に陥り，問題を解決し困難な状況から脱出する唯一の方法として自殺を考えることになる[5]。

　高橋[10]は，自殺に追い込まれる人に共通する心理として，①極度の孤立感，②無価値感，③強度の怒り，④窮状が永遠に続くという確信，⑤心理的視野狭窄，⑥あきらめ，⑦全能の幻想の7項目をあげている。これは児童・青年期の子どもにも共通している。高橋[10]を参考にしながら，子どもの特徴も含めて解説してみたい。

### 1) 極度の孤立感

　孤立感はうつ病などの精神疾患による症状の場合もあるが，本人が元来もっている傾向である場合もある。実際には，周囲から多くの援助があるにもかかわらず，他人に頼ることが上手でなく，この世の中で自分は1人きりであり，誰も助けてくれないという，深い孤立感を抱いている。いじめなどの心的外傷体験があり，ひきこもりがちの生活が続くと孤立感も深まっていく。親に相談しても無意味と感じていたり，親が心配することが負担になっているケースもまれではない。

### 2) 無価値感

　「自分には生きる価値がないと思う」「生きていても仕方がない」「自分などいないほうが皆幸せだ」という感情・考えも，うつ病などの精神疾患による症状の場合もあるが，本人が元来もっている傾向である場合もある。つねに自己評価が低く，自信がなく，将来への希望がもてない。近年では，幼少期に身体的，心理的，性的虐待を経験した人のなかに無価値感にさいなまれている人がみられる。いじめなどの

表3-1　自殺に関する10の共通点

| |
|---|
| 1. 自殺に共通する目的は，問題を解決することである |
| 2. 自殺に共通する目標は，意識を止めることである |
| 3. 自殺に共通する刺激は，耐え難い心理的苦痛である |
| 4. 自殺に共通するストレッサーは，心理的要求が満たされないことである |
| 5. 自殺に共通する感情は，絶望感と無力感である |
| 6. 自殺に共通する認知の状態は，両価性である |
| 7. 自殺に共通する認識の状態は，心理的視野狭窄である |
| 8. 自殺に共通する行動は，退出である |
| 9. 自殺に共通する対人的行動は，意図の伝達である |
| 10. 自殺に共通する一貫性は，人生全般にわたる対処のパターンである |

（高橋祥友 訳：シュナイドマンの自殺学 自己破壊行動に対する臨床的アプローチ.
金剛出版, 東京, 2005[9]）

心的外傷体験がある場合も同様である。また，詳細は後述するが，北海道の小・中・高校生の心の調査において，「自己評価の低さ」が際立っていることが明らかになった。

### 3）強度の怒り

強度の怒り，攻撃性，衝動性は強い自殺の危険因子である。イライラ感，易刺激性は子どものうつ病の代表的な症状でもある。現在の窮状のなかで，他者や社会に対して強い怒りを感じている場合もあれば，とくに理由もなく絶えずイライラしており，些細なきっかけで怒りを爆発させることもある。ところが何らかのきっかけで，それが自分に向かうと，急激に自殺の危険が高まってくる。

### 4）窮状が永遠に続くという確信

現在自分が置かれた絶望的な状況に対して，何の解決策もなく，どんなに努力しても報われず，このような窮状が永遠に続くという確信をもっている。周囲からの援助に対しては猜疑的で拒絶的である。

### 5）心理的視野狭窄

心理的に追い込まれると，視野狭窄に陥り，問題を解決し困難な状況から脱出する唯一の方法として自殺を考えることになる。周囲からの援助をお節介に感じたり，干渉と捉えたりする。

### 6）あきらめ

自殺の危険の高い人は，さまざまな感情に圧倒されているが，必死の闘いを試みるうち，次第に独特のあきらめが生じ始める。「すっかり疲れ果てた」「もうどうでもよい」「何が起きても構わない」といった状態になる。この段階に至ると，抑うつや不安も，怒りも，イライラ感も，孤独感さえ失われていく。このようなあきらめに圧倒されてしまうと，周囲へは，これまでの不安焦燥感が薄れて，むしろ穏やかになったという印象すら与えかねない。児童・青年期のなかにも，このような状態を呈する人は存在する。一見すると，落ち着きを取り戻したかのように見えるので注意が必要である。

### 7）全能の幻想

自殺の危険の高い人は，ある時点を超えると，いまの自分の力でもただちにこの現状を変えられるものは，唯一「自殺」のみだと考え始める。「自殺だけはいまの自分にもできる」「自殺は自分がいまできる唯一残された行為だ」といった全能の幻想を抱くようになる。このような状態になると，自殺の危険

は直前まで迫っているので，ただちに本人を保護するために必要な対策を取らなければならない。

## 2. 自殺の対人関係理論

Joinerらは自殺の対人関係理論を提唱した[2,5]。彼らによれば，人が自殺行動を起こす要因として，自殺潜在能力（acquired capability for suicide）が高まることと自殺願望が高まることとしている。その関係を**図3-1**[2]に示した。自殺潜在能力とは，死に対する恐怖感が減弱したり，自分の身体を傷つけることに対して慣れたり，身体的疼痛に対して鈍感になったりする能力のことである。また自殺を望むようになる（自殺願望が高まる）ということは，「負担感の知覚」と「所属感の減弱」が重なることで生じる。Joinerらによれば，自殺潜在能力は自殺行動を起こしやすい心理状態（慢性自殺状態）を準備し，その状態に，負担感の知覚や所属感の減弱によって生じた自殺願望が合流したときに，「急性自殺状態（切迫した自殺の危険）」を呈するという。

Joinerらの自殺の対人関係理論の優れたところは，「負担感の知覚」と「所属感の減弱」という自殺の要因を提出することによって，その対処の方法，援助の可能性を明示した点であると思われる。

### 1）自殺潜在能力

自殺によって死ぬことができるのは，過去において疼痛と刺激誘発的体験（自傷行為など）を十分にくぐり抜けてきたため自傷行為に対する恐怖と疼痛が習慣になり，それゆえ自己保存の要請が押し込められてしまった人たちである。通常，自己保存本能

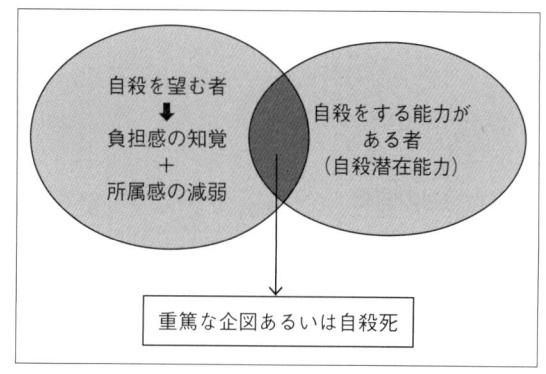

**図3-1　自殺の対人関係理論**

（北村俊則 監訳：自殺の対人関係理論 予防・治療の実践マニュアル．日本評論社，東京，2011[2]）

は広く存在するが，なかにはそれを克服できる選ばれた人々がいて，そういう人たちは，自殺の対人関係理論によれば恐怖と疼痛に慣れることによってこの危険な能力を獲得してしまったのである。その後の自傷行動に対する疼痛と恐怖を減少させるという点で，自傷の既往が最も強力な習慣化体験ではあるが，怪我，事故，暴力，命知らずな言動，軍隊での活躍や，医師としての仕事など，さまざまな程度の恐怖や疼痛を伴う体験が習慣化体験となりうる。こうした種類の体験は，習慣化を通して，身についた自殺潜在能力を生み出し，これが致命的な自傷行為を実行する能力となる。

自殺潜在能力は，身体的疼痛に対する抵抗感の低さや慣れを反映している。そして，リストカットのような軽症かつ非致死的な自傷行為，あるいは摂食障害（拒食や過食・嘔吐）やアルコール・薬物乱用のような自殺以外の意図から故意に自分の健康を害する行動によって高められる。また，慢性疼痛を抱える経験，あるいは格闘技やラグビー，サッカーなどの激しい身体接触を伴うスポーツ，戦闘やけんかなどによる暴力被害・加害の経験，頻回の外科手術など，疼痛と刺激誘発的な体験も自殺潜在能力に関係している。

自殺潜在能力は，生来性の衝動性の高さとも関係がある。また，アルコールや薬物による酩酊は，死に対する恐怖を減じ，衝動性を亢進させることによって一過性に自殺潜在能力を高める。さらに，自殺潜在能力は自分自身が身体的疼痛を体験すること以外の出来事によっても影響を受ける。たとえば，他者の身体的損傷や疼痛の体験に遭遇したり，他者の死を目撃したりすることでも高められる可能性があるという。このことは身近な人に先立たれる体験を重ねている高齢者，あるいは医療関係者における自殺死亡率の高さを説明する理由の1つになるかもしれない。

### 2) 負担感の知覚

負担感の知覚とは，「自分が不完全で欠点があるために自己価値が低いだけでなく，自分の存在が家族，友人，社会にとってお荷物になっている」あるいは「家族，友人，社会にとって，自分が生きているより死んだほうがましだ」という認識を指す。これが自身の存在に対する羞恥の感情や罪悪感，激しい攻撃性を生じさせる。

負担感の知覚は，配偶者や子どもから介護を受けている高齢者が，「自分が家族の足手まといになっている」という感覚のなかで高まっていく。また，経済的にも生活上でも周囲に負担をかけているときに，自分が犠牲になって皆を楽にしたいという認識が生じることもあるだろう。子どもの場合も，ひきこもって学校にも行かず，仕事もしていない状態が続くと，「自分は家族の負担になっている」という罪悪感が高まっていく。

### 3) 所属感の減弱

所属感の減弱とは，「孤独」や「社会的疎外」とおおむね同義である。現実に人とのつながりがなく，孤立している状況を意味するとともに，「自分の居場所がない」あるいは「誰も自分を必要としている人がいない」という主観的な感覚も含んでいる。

実証的研究によれば，子どもが多い母親は子どもが少ない母親よりも自殺率が低い，一卵性双生児は自殺率が低い，お祭りの時期には自殺率が下がる，困難な時期や悲劇の際にも自殺率が下がるという知見がある。

学校・職場でのいじめやハラスメント被害，家族との葛藤，虐待被害，単身生活，あるいは不登校や社会的ひきこもりの状態は所属感の減弱を引き起こす。また，自分にとって価値のあるものを喪失して生きがいを見失うことは「自分の居場所」を喪失する体験であり，屈辱感を味合わされることは「立場」を失う体験である。

### 4) 自殺の対人関係理論からみた危機介入

Joinerらによれば，ある人が自殺行動に及ぶかどうかは，「自殺潜在能力」，「負担感の知覚」，および「所属感の減弱」という3つの要因の総和によって決まるという。

まず，自殺リスクの評価について考えてみたい。自殺の危機とは，ある人が何らかの困難に遭遇して自殺願望を抱くに至り，その願望に準拠した行動をとることによって生じる。その際，自殺願望に準拠した行動をとりやすくする要因が自殺潜在能力である。最初の自殺リスクの評価にあたっては，自殺潜在能力に関する慎重な評価が必要である。

次に，危機介入に際しての優先順位について述べる。切迫した自殺の危機にある人に対して，まずはどこから介入したらよいのだろうか。そのような場合，自殺潜在能力よりも，負担感の知覚および所属

感の減弱から構成される自殺願望に注目するべきである。なぜなら，自殺潜在能力は長年の生活習慣によって蓄積されたものであり，固定的かつ静的なものであるのに対し，負担感の知覚と所属感の減弱は流動的で力動的で，かつ可塑的であるため，短期的な介入に対して反応しやすいのである。

負担感の知覚に対しては，否定的認知を生み出しているうつ病の治療（精神療法，薬物療法），経済的問題を解決するためのソーシャルワーク，家族に対する心理的援助，治療チームとしての総合的アプローチが必要である。所属感の減弱に対しては，良好な治療関係の確立，治療へのモチベーションの維持，うつ病に対する治療，本人に対する共感的態度を高めるための家族に対する心理教育，フォローアップなどが必要である。詳細は後述するが，Kawanishiらは，救急医療機関を退院した自殺未遂患者に対してケースマネージメントと濃厚かつ高頻度の心理面接を行うことで，退院半年以内の自殺再企図が有意に減少したことを報告した[3]。

## Ⅱ 自殺念慮に気づくには

### 1. 自殺のリスクアセスメント

第2章で自殺のリスク因子について述べた。自殺企図歴，精神障害の既往，サポートの不足，喪失体験，他者の死の影響，児童虐待など，広範囲にわたるリスク因子が存在した。このようなリスク因子に関する知見は，実際の臨床場面において自殺のリスクアセスメントにも利用されている。そのなかでも有名なのは，Pattersonら[7]の「The SAD PERSONS

scale」（表3-2）である。これは，これまでの研究で同定された自殺のリスク因子に基づいた10項目からなるリスクアセスメント・ツールであり，7項目以上に該当する場合は自殺のリスクが高く，早急な対応が必要とされる。

### 2. 自殺念慮に気づく

#### 1) 疫学調査の結果から

自殺予防のために最も重要なのは「自殺念慮に気づく」ことである。Kesslerらの大規模疫学調査[4]によると，自殺念慮を抱いたことのある者の34%は具体的な自殺の計画を立てており，自殺の計画を立てた者の72%は実際に自殺企図に及んでいたことが明らかになった。つまり，自殺念慮を抱いたことのある者の26%が実際に自殺企図に及んだ経験があったことになる。このことは，自殺念慮の存在が近い将来の自殺を予測する重要なリスク因子であることを示している。

詳しくは後述するが，2016年9月，わが国の約40,000人以上を対象にした自殺意識調査の結果が発表された[6]。それによると，全体の25.4%にものぼる人が「本気で自殺したいと考えたことがある」と返答し，「これまでに自殺未遂をしたことがある」と答えた人は全体の6.8%で，1年以内では0.6%であった（推計535,000人）。すなわち，自殺念慮を抱いたことのある者の26.8%が実際に自殺企図に及んだ経験があったことになり，Kesslerらの結果とほぼ一致する。

#### 2) 自殺念慮について聞く

自殺念慮に気づくには，直接本人に「自殺念慮に

表3-2 自殺のリスクアセスメント：The SAD PERSONS scale

・Sex：性別，男性であること
・Age：高齢者，もしくは思春期年代であること
・Depression：うつ病の存在
・Previous attempt：自殺企図の既往
・Ethanol：アルコール乱用の既往
・Rational thinking loss：合理的な思考の障害（精神病症状や極度の心理的視野狭窄）
・Social support deficit：社会的支援の欠如
・Organized plan：具体的な自殺の計画
・No spouse：配偶者がいない
・Sickness：身体疾患に罹患していること

（Patterson WM, et al.：Psychosomatics 24：343-345, 1983[7] より引用）

ついて聞く」以外に方法はない。精神科医は初診時には原則として，すべての患者に必ず自殺念慮について聞く必要がある。「自殺したいと考えたことはありますか」と率直に聞いてみる。その質問に対する相手の反応によって，自殺についての深刻度，心理的距離感，切迫感などが明らかになってくるのである。

「自殺したいと考えたことはありますか」という質問に対して，まったく考えたことのない健康な人は，笑顔を交えながら「そんなことはまったくありません」とごく自然に答えるものである。うつ病の人のなかには「さすがにそこまでは考えたことがありません」と答える人も少なくない。その場合はまったく自殺念慮がないと判断しないほうがよい。「そこまでは考えないが，その近くまでは考えたことがある」場合が多いからである。そのようなときには「どこか遠くへ行ってしまいたいと思ったことはないか」「もうすべて辞めてリタイアしたいと思ったことはないか」などと違った聞き方をしてみるとよい。自殺念慮は明確にはなくとも，それに近いつらさを訴えるかもしれない。

「自殺したいと思ったことはありますが，いまは大丈夫です」と答える人もいる。この場合は，自殺に対する心理的距離感が取れている人と考えて，具体的な質問（いつ自殺したいと思ったか，どんな方法で自殺しようと思ったか，いまはなぜ大丈夫なのかなど）をしていく。「自殺なんか考えたこともない」と素っ気なく，あるいは怒ったように否定する場合は何かを隠している可能性がある。あるいは自殺に対して心理的な距離感が取れておらず，否認の規制が働いているのかもしれない。そのような場合は，自殺念慮があるものと認識して対応するべきである。

「自殺したいと考えたことはありますか」という質問に対して，うつむいたまま答えられない場合は危険である。自殺に対して心理的距離感が取れておらず，圧倒されている可能性が高い。切迫した自殺の危険があると考えて，本人を保護するために必要な対策を取らなければならない。

以上のように，自殺念慮について聞くことは，その問いに対する相手の反応によって，その深刻度，心理的距離感，切迫感などが明らかになり，どのように対応したらよいかがみえてくるのである。本人

も，自殺念慮を言語化することにより，自分の自殺念慮を一時的にではあるが客観視することが可能となり，自殺念慮を希釈化することが可能となる。

多くの援助者（家族，友人など）にとって，自殺念慮を積極的に聞くことは躊躇してしまいがちであり，無意識のうちに触れることを避けやすい話題である。なかには自殺念慮を聞くことで，かえって患者の自殺行動を刺激してしまうのではないかと恐れている人もいるかもしれない。しかし，それは間違いである。むしろ，援助者の躊躇が患者を不安におとしいれ，羞恥心や屈辱感を強めて，自殺行動を促進する可能性もあると考えたほうがよい。ChilesとStrosahl[1]は，「自殺について質問されることで，むしろ患者は安心する場合が多い。質問されることによって，これまで必死に秘密にしてきたものや個人的な恥や屈辱の体験に終止符が打たれる」と指摘している。

### 3.「自殺したい」と打ち明けられたら

相手から「自殺したい」と打ち明けられたとき，あなたならどうするだろう。これまでこのことに関して詳述している高橋[10]と松本[5]を参考にしながら，子どもや若者の場合も想定して考えてみたい。

#### 1) 訴えに真摯に向き合い，告白してくれたことをねぎらう

こちらの質問に対して，あるいは本人自ら自発的に「死にたい」という言葉が出てきたとき，その訴えに真摯に向き合い，じっくり聴く態度で接し，本人のつらさに共感と支持を示し，心からの支援を約束する姿勢が伝わるようにすることが重要である。

本人は他人に「自殺したい」と話しても，相手はまともに向き合ってくれないと考えていたり，自殺したいと思うのは自分の弱さであり，恥ずべきことと思っている可能性がある。したがって，正直に告白してくれたことを心からねぎらうべきである。自分の本当の気持ちを正直に話すことは，勇気のいることで，かつ素晴らしいことであるというメッセージを伝える必要がある[5]。

#### 2)「あなただからこそ打ち明けた」のだと理解する

「自殺したい」と打ち明けた人は，誰でもよいから告白したわけではなく，「あなただからこそ打ち明けた」のだと理解してほしい。とくに子どもや若者は，自殺したいと思うのは，いけないこと，罪深

34

JCOPY 88002-771

いこと，恥ずべきこと，変に思われることと思っており，たとえ打ち明けても誰も自分を救えないと思っている場合が多い。そんな苦衷のなかで最後に救いを求める相手は，この人ならば自分の本当の気持ちを打ち明けても，きっと真剣に聞いてくれるはずだと思って打ち明けてくれたのだと，感謝の気持ちをもつ必要がある。

しかし，実際に「自殺したい」と打ち明けられると，聞き手のほうに不安が湧き上がってくることは事実である。深刻な告白を前にして，まったく動揺しないことなど誰だってないのである。それでも，ぜひ，その訴えを正面から受け止めてほしいと思う。ここでじっくり話を聴くことが，解決につながっていくのだと信じてほしい[10]。

### 3) 「死にたい」は「死にたいくらいつらい」ということである

「死にたい」と訴えてくる人は，実は「死にたい」という気持ちと，「生きたい」という気持ちの間を激しく揺れ動いている[10]。「死にたい」と誰かに告げることは，「死にたいくらいつらい」ということであり，「もしこのつらさを少しでも和らげることができるならば，本当は生きたい」という意味なのである。したがって，十分に話を聴きながら，タイミングを見計らって，「それは本当に大変でしたね」「死にたいくらいつらかったのですね」「疲れ果ててしまったのですね」などというごく自然に出てくる反応を，相手の訴えに共感を示すという意味で伝えることも必要である[10]。

### 4) 時間をかけて訴えを傾聴する

相手が「自殺したい」と打ち明けてきたときは，危機的な状況であると同時に，その悩みを受け止める絶好の機会でもある[10]。そのときしなければならないことは，とにかく時間をかけて，徹底的に聞き役に回ることである。どの教科書にもそのように記載されているが，実はこれが非常に難しい。じっくり聞けば聞くほど，相手のつらさがこちらに伝わってきて，聞き手のほうが次第につらくなり，不安が募ってきてしまう。そこで思わず，自殺を思いとどまるような何か一言を伝えたいという気持ちが強まってくるのである。

そこで思いつく自殺を思いとどまるような何か一言とは，おそらく本人にとっては，これまで友達や家族に何度も聞かされてきた言葉である場合が多

い。また，その言葉は結局聞き手の不安を解消することにしかならない。相手は，とにかく聴いてほしいのだと肝に銘じるべきである。

しかし，傾聴するといっても，ただただ耳を傾けていればよいわけではない。とくに，子どもや若者の場合，本人の話がなかなか続かない場合もあるだろう。話が前後して，まとまらなくなってしまうこともある。子どもが言いよどんだり，言葉に詰まったりしたときには，短い相槌を打ったり，きっかけを与えたり，うまく言葉が出るように元気づけていく。沈黙を共有することが必要な場合もあるだろう。とくに力が入る部分では，聞き手も自然に大きくうなずいたり，子どもの言葉をそのまま繰り返す場合もある。ある程度話したところで，子どもが伝えようとしていることをまとめて，「～ということなんだね」と確認していく。それがまさに子どもが伝えたい言葉であるときには，子どもは相手がきちんと理解してくれたとわかり，安心するだけでなく，自分の感情や考えの確認にもなるのである。

また，治療者はよく意味のわからないところは問い返し，子どもが言いたいことをうまく表現できないときには，「もし間違っていたら悪いのだけど，～ということなのかな？」と聞いてみる。もしそれが適切な表現であれば，子どもは自分の感情や考えがうまく言語化された体験をして，すっきりした気持ちになるだけでなく，自己の再確認にもなる。

そして，話のときどきに，励ましやいたわりをさりげなくはさんで，これまでの苦しかった体験や，耐え忍んできた経過に対して，先に述べた，「それは本当に大変でしたね」「死にたいくらいつらかったのですね」という共感のことばを伝えていく。そして，自分の体験をつたなくても何とか言えたときには，「よく言えたね」「つらいことを伝えてくれてありがとう」「すごくわかる気がするよ」と心から賞賛の言葉を送るのである。

### 5) 十分傾聴したあと，具体的に質問する

十分傾聴したあと，相手の言語化能力に合わせて，「死にたい」と考えるに至った状況について質問する。「あなたを死にたいと考えさせるに至った原因について，もう少し具体的にお話しいただけますか？」といった質問によって，自殺念慮の背景にある問題（健康問題や家庭問題，あるいは学業・経済・生活問題など）を明らかにする必要がある。自

殺念慮の背景にある問題を同定し，その解決に向けたマネジメントを行っていく。

子どもの場合，次の点に焦点を合わせながら質問していく。

### a. 自殺念慮の深刻度およびその他の症状を確認する

自殺念慮の深刻度，心理的距離感，切迫感を確認する。そして，その他の症状（不眠，食欲障害，気力低下，集中力減退，抑うつ気分など）を確認して，自殺念慮の背景にある精神疾患がないかを確認する。症状全体を把握しながら，それがどの程度の苦悩と障害をきたしているのかを理解する。

### b. 自殺の要因を明らかにする

はじめに強調しておきたいことは，1つの要因だけで子どもが自殺を考えることはないということである。一般的に，心理学的要因，生物学的要因，社会環境要因がさまざまに影響し合って自殺念慮が生じるのであると考えられる。したがって，リスクファクターとして考えるほうが適切である。リスクファクターとして，素因 (predisposing factor)，誘発因子 (precipitating factor)，永続因子 (perpetuating factor)，保護因子の欠如 (lack of protective factor) があげられる。目の前の子どもは，「何に困っているのか，なぜ死にたいと考え，そのような行動をとるのか」という援助者の素朴な疑問が発症の要因を解明していく原動力になる。

また，リスクファクターだけでなく，長所 (strength) についても評価しておく必要がある。「これほどの困難や苦痛を抱え込みながらも，なぜこの人はこれまで死なずに済んだのか」について考えてみることである。

### c. 発達障害の併存があるかどうか

子どもの自殺・自殺念慮について考えるとき，目の前の子どもの自殺念慮の背景に発達障害が存在するかどうかを確認することは重要である。大人の面接と最も大きな違いがここにある。発達障害の程度はどうか，どのような種類の発達障害か，発達障害のどの症状が問題となっているのか，現在の問題は発達障害が主病態なのか，そうではないのかも検討する必要がある。発達障害と自殺の問題は第6章で詳述する。

### d. 家族関係を知る

家族関係が子どもの自殺問題に大きな影響を与え

ていることは疑いようのない事実である。とくに虐待的養育は，子どもに重篤な影響を与える。虐待的養育を受け，愛着形成が不十分な子どもは，不安や抑うつなどのほかの障害に発展しやすく，自殺との関連も注目を集めている。また，母子関係だけでなく，両親の夫婦関係にも細心の注意をはらう必要がある。あるいは，母親と姑の関係など，家族全体への多面的な視点が必要である。家族のキーパーソンを特定する必要がある。

### e. 学校や地域社会での子どもの様子はどうか

子どもの自殺問題を考えるとき，発症の要因を理解する上でも，解決の支援策や治療を考える上でも，学校や地域社会での人間関係や子どもの様子を知ることは重要である。とくに学校は子どもの生活時間の多くを占めており，友達，先輩後輩，担任教師との関係は深くなるがゆえに問題も生じやすい。学年を経るにつれ，その関係は複雑に絡み合っていく。最近はインターネットなどの情報が多様化・複雑化しているため，それらに対する知識も必要である。また，わが国では子どもの自殺が起きると，いじめとの関連を取りざたされることが多い。マスメディアはしばしば子どもの自殺についてセンセーショナルに取り上げる。いじめと自殺に重要な関係がないなどと主張するつもりは毛頭ないが，「いじめ→自殺」といったあまりに単純化した捉え方では，子どもの自殺の全体像がみえにくくなり，適切な対応も困難になる可能性があると思う。総合的な視点に立ち，冷静に判断して対応することが望まれる。

子どもの自殺への真の援助とは，単に診断や原因のラベルを貼ることではなく，その子どもを取り巻く家族，学校，その他の環境の状態，そのレベル，長所・短所などの全体像を把握し，その子どもにとって最適な支援を提供しようとする試みである。

## 6）「自殺したい」という告白に対してしてはならないこと

専門家でない人が「自殺したい」と打ち明けられると，安易な励ましをしたり，話題をそらそうとしたり，「死んではいけない」と叱責したり，説教したり，社会的な価値観を押し付けたりしがちである。このような対応はしてはならない。このような対応をされると，人は二度と真実を語ろうとしなくなる。それでは，自殺のリスクは増すばかりとなって

しまう[10]。

　もし自分の力量では対応できないと判断したら，それを率直に告げて，指導的立場にある人に相談し，専門的な対応ができるところに紹介することが不可欠である。できないことを1人で背負いこむことはしてはならない。また，専門家であっても，決して1人で解決しようと考えないほうがよい。関係者と連携してチームとして対応することが重要である。

## REFERENCE

1) Chiles JA, Strosahl KD: Clinical manual for assessment and treatment of suicidal patients. American Psychiatric Publishing, Washington DC, 2005（高橋祥友 訳：自殺予防臨床マニュアル. 星和書店, 東京, 2008）

2) Joiner TE, Van Orden KA, Witte TK, et al.: The Interpersonal Theory of Suicide: Guidance for Working with Suicidal Clients. American Psychological Association, Washington DC, 2009（北村俊則 監訳：自殺の対人関係理論 予防・治療の実践マニュアル. 日本評論社, 東京, 2011）

3) Kawanishi C, Aruga T, Ishizaka N, et al.: Assertive case management versus enhanced usual care for people with mental health problems who had attempted suicide and were admitted to hospital emergency department in Japan（ACTION-J）: a multicentre randomised controlled trial. Lancet Psychiatry 1 : 193-201, 2014

4) Kessler RC, Borges G, Walters EE : Prevalence of and risk factors for lifetime suicide attempts in National Comorbidity Survey. Arch Gen Psychiatry 56 : 617-626, 1999

5) 松本俊彦：もしも「死にたい」と言われたら 自殺リスクの評価と対応. 中外医学社, 東京, 2015

6) 日本財団：自殺意識調査2016. 2017（http://www.nipponfoundation.or.jp/news/pr/2016/102.html）参照：2017年2月25日

7) Patterson WM, Dohn HH, Bird J, et al. : Evaluation of suicidal patients : the SAD PERSONS scale. Psychosomatics 24 : 343-345, 1983

8) Shneidman ES : Definition of Suicide. Wiley, New York, 1985

9) Shneidman ES : Suicide as Psychache; A Clinical Approach to Self-Destructive Behavior. Jason Aronson, New York, 1993（高橋祥友 訳：シュナイドマンの自殺学 自己破壊行動に対する臨床的アプローチ. 金剛出版, 東京, 2005）

10) 高橋祥友：自殺予防. 岩波書店, 東京, 2006

# 第4章

# 自殺企図者への対応

CHAPTER

# 4

# 自殺企図者への対応

## Ⅰ 自殺企図者との面接

精神科医が自殺企図後の患者に出会う場面としては、患者が致死性の高い手段で自殺行動を行ったが、幸いに一命をとりとめ、救命救急センターにおいて身体的な医学的治療が終了したあと、精神科医に紹介されるときである。精神科医はその患者の評価を求められ、その評価に基づいて、その患者を退院させるか、そのまま精神科病棟に転棟させるか、ほかの精神科病院に転院させるかを決定しなければならない。一般の精神科病院の精神科医でも、精神科病棟のない救命救急センターから今後の対応について紹介される場合もあるだろう。そのとき精神科医は、どのような面接を行う必要があるのだろうか。松本[2] や山田[9] は自殺未遂者の初期介入について以下のように述べている。子ども・若者の場合も想定しながらどのような面接を行っていくか検討したい。

### 1. 自殺企図者は望まない状況でそこにいる

自殺企図者は、①自分自身で望んで搬送されたわけではなく（救急搬送）、②彼らを苦しめていたことから死ぬことによって解放されているはずが救命され（自殺企図）、③精神的な不調があるとみなされ精神科への受診や入院を促される（精神疾患）という、3つの望まない状況でそこにいることを、まず精神科医は認識して面接しなければならない[9]。

しかし、だからこそ子ども・若者の場合、初めて面接する精神科医が、患者を1人の人格として尊重し、真摯で揺らぎがなく、穏やかで親切な態度で対応したとき、彼らにはこれまで出会った大人とは違う新鮮な存在[3] のように映る可能性がある。

### 2.「死にたい」と打ち明けることは容易ではないことを理解する

前述のように、自殺企図者は望まない状況でそこにいるわけであるので、病院で初めて会った精神科医にすぐに本心や真実を語るとは限らない。表面的な対応に終始し、「大丈夫です」「皆に迷惑をかけて反省しています」「もう二度と自殺はしません」と述べる言葉が本心とは限らない[9]。

子ども・若者の場合、初対面の精神科医に対する態度は両価的で、不安定な様相を呈することが少なくない。表面的には反抗的であったり、すねたりひねくれたり、自暴自棄的であったりする。しかし、その背後には、極端な従順、強い依存欲求、救いを希求する気持ちが働いている場合が多い[5]。以上を十分理解した上で、小手先のスキルではなく、前述のような1人の人間として真摯な態度で向き合う姿勢が必要である。

### 3. 自殺企図直後は介入の絶好の機会である

自殺企図直後に面接するという状況は、自殺企図者がこれまで隠してきた悩み、自殺にまで追い詰められた状況、そして最終的に自殺に踏み切った直接的な要因などが明らかになる場であるため、対応を間違えさえしなければ、介入のニードは高く、介入の絶好の機会である。しかし、情緒的にはきわめて敏感になっており、かつ両価的（話したいけど、話したくない）であるため、相手の姿勢や態度で心を閉ざしてしまうリスクも高いことを心に留めておく必要がある[9]。

### 4. この人には話してもよいのだと思わせる

自殺念慮を確認する際には、「死にたい気持ちはありますか？」「自殺を考えていますか？」など、「死」や「自殺」という言葉をストレートに使うほう

JCOPY 88002-771

がむしろ相手を安心させる。自殺を考えている人は，「死」や「自殺」を悪いこと，「死にたい」と口にすることは恥ずべきこと，弱いことと考えている場合が少なくない。そのため，「死」や「自殺」という言葉をストレートに使うことは，「死」や「自殺」に対して良し悪しを評価しない中立的かつ泰然とした態度に映り，「この人には話してもよいのだ」と思わせ，自殺企図者が抱いていた自殺への偏見や心の障壁を取り除く。そして自殺は誰にでも起こりうるものとして話をしていくことで安心して正直な気持ちを吐露してくれるのである[9]。

## 5. 治療者のネガティブな感情に注意する

自殺企図がこれまでも頻回に繰り返されていたり，あまり深刻味のない態度であったり，致死性の低い過量服薬やリストカットなどの非自殺性自傷であったりすると，治療者に怒り，失望感，反感などのネガティブな感情が湧き上がることがある。ともすると，「そのようなことはやめなさい」と頭ごなしになったり，「これ以上続けば，もう診察できません」と拒否的になったり，管理的になったり支配的になったりする。しかし，そのような治療者の態度は自殺企図や自傷行為を一層エスカレートさせるだけである[2]。

このような場合，処置が必要であれば，穏やかかつ冷静な態度で傷の観察やバイタルのチェックを行い，必要な手当てや治療を粛々と丁寧にこなすことが重要である。そしてその後で，「この人が自らを傷つけたり，過量服薬する背景にはどのような困難な問題があるのか」と冷静に推察をめぐらせていく[2]。Walsh[8] が述べているように，「Respond medically, not emotionally（感情的に反応するな，医学的に反応せよ）」という対応が必要である[2]。

# Ⅱ 自殺の危険度のアセスメント

## 1. 自殺の危険度の評価

面接者は限られた時間で，自殺企図者の自殺の危険度の評価を行わなければならない。介入の優先順位を判断しなければならないからである。①現時点で自殺念慮はあるのか，その程度はどうか，②自殺の計画性について，再企図の危険性はどうか，③今回の行動の目的は自殺だったのか自傷だったのか，

④社会生活状況はどうか，保護因子は強いか弱いかについて確認していく。それらの評価を総合して，入院を含めた保護的環境を確保すべきか，サポート資源につなげる調整をして退院とするのか，そのまま退院とするのかを判断していく[9]。自殺念慮があっても家族の保護機能が十分確保される場合にはそのまま退院を検討できるが，単身者でどこからもサポートを得られない場合には積極的に入院を考える必要がある。

## 2. 自殺と自傷の鑑別

自殺未遂後の診察では，その行為が本当に自殺企図であったのか，自殺以外の意図から行われた自傷行為だったのかを明らかにする必要がある。その鑑別をすることによって，自殺企図であるならば，再企図を防ぐ治療的アプローチを行うべきであり，自傷行為であるならば，「非自殺性自傷」としての治療的アプローチを考える必要があるからである。

Shneidman[6] によれば，自殺とは，耐え難く，逃れられない精神的苦痛が果てしなく続く状況における唯一の脱出口としての機能を果たしている。言い換えれば，自殺者は，もはや自分の力ではどうにも状況を変えることができないという絶望感と無力感にとらわれ，心理的視野狭窄に陥るなかで，一切の意識活動を終焉させることで問題解決を図ろうとしている[2]。

一方，自傷とは，Walsh と Rosen[7] によれば，間歇的な苦痛を一時的に緩和する試みであるという。すなわち，自傷者の苦痛は間歇的・断続的な性質のものであり，そのような不快な意識状態を短期間だけ変化させ，混乱した意識状態の再統合を意図して，自らを傷つけるわけである。Walsh と Rosen は自殺と自傷の相違点を**表4-1**のようにまとめている[2,7]。

## 3. 自殺の動機と背景要因

自殺企図者が自殺によってしか解決できないと考えていた苦痛や困難が何であるのかを明らかにしなければならない。自殺の原因・動機に関しては，**図1-7**（p.13参照）に示した。「健康問題」が最も多く，次に「経済・生活問題」「家庭問題」「勤務問題」が続いている。「健康問題」「経済・生活問題」は漸減しているが，その他の要因はほぼ横ばいである。「健康問題」としては，病気の悩みがほとんどであり，

表4-1　自殺と自傷の違い

| 共通する特徴 | 自　殺 | 自　傷 |
| --- | --- | --- |
| 刺激 | 耐えられない心の痛み | 間歇的にエスカレートする心の痛み |
| ストレッサー | 心理的な欲求充足の挫折 | 心理的な欲求充足の延期 |
| 目的 | 耐え難い問題に対する唯一の解決策 | 短期間の改善を獲得する方法 |
| 目標 | 意識の終焉・喪失 | 意識の変化 |
| 感情 | 絶望感・無力感 | 疎外感 |
| 認知の状況 | 視野狭窄 | 崩壊・分裂 |
| 行動 | 脱出口 | 再統合 |

(松本俊彦, 他 訳：自傷行為―実証的研究と治療指針―. 金剛出版, 東京, 2005[7])

その内容はうつ病, 身体の病気, その他の精神疾患の順になっている。

しかし, 一見自殺の原因と思われる出来事は, 複数の要因が積み重なった上での, あくまでも「最後の一押し」にすぎないことが多い[2]。表面的な出来事にとらわれすぎず, 背景に存在するいくつかの要因にも目を向け, 総合的な判断をする必要がある。

## 4. 社会生活環境の評価

救命救急センターから自殺企図者が最終的に帰るのは, 自殺企図者が生活していた家であり, 地域であり, 社会である。そしてそこは自殺企図者を自殺に追い込んだ現場でもある。自殺再企図のリスクを低減するために, どこに, どうやって帰っていくのか判断するには, 社会生活環境の情報収集と評価が重要である。これには人, 機関, 地域性, 時間軸（短期的, 中長期的）による環境変化の予測も含まれる[9]。

まず自殺企図者がその環境をどう捉えているのか（主観的情報）, 家族はどう捉えているのか（客観的情報：家族）, 第三者からみてその環境はどうなのか（客観的情報：第三者）, そしてその環境は改善される可能性があるのか, そこに自殺企図者が適応できる力が残っているか, 今後適応できる可能性があるのか（対処力）をみていく。項目としては, 主として自殺企図に至る経緯, 社会生活状況, 家族状況, 精神科通院歴, もしくは治療歴のない場合は精神状態の変化についてである[9]。

子どもの場合には家族との関係を十分に評価する必要がある。家族の保護機能が脆弱な場合には, 家族のもとに返すことが本当に子どものベネフィットにつながるかを慎重に判断しなければならない。

## 5. 社会資源との調整

自殺企図者の抱える問題や課題が明らかになり, 社会生活環境の評価がなされた後で, その問題に対処できる社会資源（家族や友人, 相談機関, 医療機関など）へつないでいくことになる。ここがきわめて重要なポイントであるといえよう。山田[9]は「支援の4原則」として, ①情報の提供はつねに具体的であること（具体性）, ②信頼のあるものであること（信頼性）, ③確実にアクセスできるようにすること（確実性）, ④支援の継続性が保証されていること（継続性）をあげている。自殺企図者は医療者が考えているよりもはるかに, 医療機関, とくに精神科を受診することへの抵抗が存在すると理解しておく必要がある。

平安ら[1]によれば, 世界で最も自殺率が高い国の1つである韓国では, 国をあげて自殺予防対策が行われており, 大都市の救命救急センターを中心とした25ヵ所に自殺予防センターを設置している。韓国では救命救急センターでのケース・マネージメントは1ヵ月間で, その後地域に紹介し継続した支援を行うシステムになっているが, 課題は患者や家族の精神科医療に対する偏見であり, 多くの患者が地域での支援を望まないため, 約4分の3が継続した支援から脱落してしまうという。

後述するACTION-J[1]では, 救命救急センターをもつ総合病院が最低でも1年半にわたり継続支援を行うことができたが, わが国においても地域へつないでいくことに関してまだ多くの問題を抱えていることは事実である。

JCOPY 88002-771

## Ⅲ 自殺イベントの時系列アセスメント（CASEアプローチ）

自殺企図者との面接における自殺のリスクアセスメントを想定して，Shea[4]は自殺イベントの時系列アセスメントアプローチ（Chronological Assessment of Suicide Event：CASE）という技法を開発した。この技法では，**図4-1**のように，自殺未遂患者の自殺に関連する事象を，過去から近い未来までの4つの情報領域に分割して考え，情報領域1〜4へ順番に情報を収集していくのである[2]。

### 1. 情報領域1：現在の自殺イベントと行動を探る

今回の自殺未遂について，以下に列挙する点に着目して情報収集を行う。

- 患者はどうやって自殺を試みたか？（どのような方法を用いたのか？）
- その自殺手段はどのくらい深刻なものだったか？（もし過量服薬をしたのであれば，どのような種類の薬剤を，どのくらいの量を服用したのか？自傷行為ならば，どの部位を，どれくらいの深さで切り，縫合を必要とする傷だったのか？）
- 患者はどの程度本気で死ぬつもりだったのか？（どの程度，致死性を予測していたのか？）
- 患者はその後，自殺企図について誰かに話したのか？前もって，誰かに自殺をほのめかしたのか？
- 自殺を試みた場所はどこか？（人里離れた場所か？　みつかりやすい場所か？　人に気づかれる可能性を回避していたか？）
- 今回の自殺行動がうまくいかなかったという事実についてどう感じているか？（「いままだ生きているという事実について，どのように考えていますか」と問う。）
- この行為は衝動的か？周到に計画されたものか？

- アルコールや薬物はどの程度影響しているのか？
- この自殺企図に対人関係は大きく影響しているか？（「僕なんていないほうが皆は幸せなんだろう」と人生に失敗した気持ちは？　誰かに対する怒りの気持ちはあったか？　誰かに罪悪感を負わせようという気持ちは？　誰かへの復讐の気持ちは？）
- 特定のストレッサーがあったか？　どのような一連のストレスがあったか？
- 自殺企図に及んだとき，患者はどの程度，絶望感にさいなまれていたか？
- なぜこの自殺企図は失敗したのか？　発見された状況はどのようなものだったのか？　助けを求めた状況は？

### 2. 情報領域2：最近の自殺のイベントを探る

情報領域2では，臨床家が患者の自殺計画と死ぬ覚悟がどのくらい深刻なのかを探るために，過去2ヵ月の間に患者が巡らした自殺思考と，患者がとった自殺行動がいかなる類のものかを明らかにしていく。計画が具体的で綿密であればあるほど，また自殺念慮が頻繁で深刻であればあるほど，臨床家は急性の自殺リスクを危惧すべきである。情報領域2では患者が自分の死がもたらすほかへの影響をどう考えるのかということを含めて，自殺についての功罪をどう評価するのかを知るための格好の窓を提供する。そのすべてが，患者の直近のリスクを知る上での手がかりになりうる[2]。

Sheaは自殺企図者は通常，自殺決行の準備にかなりの時間を費やすということを明らかにした。自殺は単純な行為ではなく，決行前にさまざまなことが慎重に検討されると述べている[4]。

**図4-2**を架空の16歳の高校2年生の男子例にあてはめて記述してみたい。

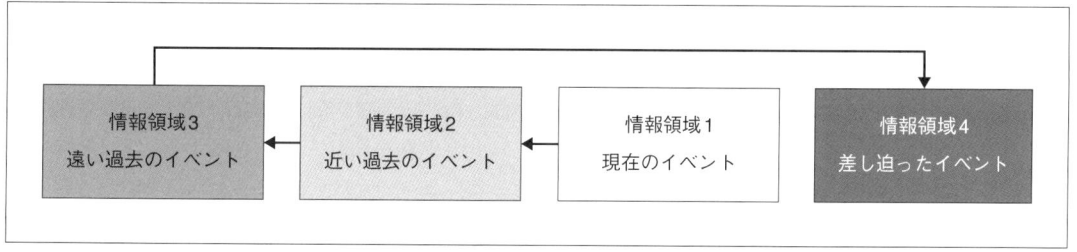

**図4-1　CASEアプローチ**

（松本俊彦 監訳：自殺リスクの理解と対応—「死にたい」気持にどう向き合うか. 金剛出版, 東京, 2012[4]）

### 1) 症例提示：初診時16歳，高校2年生，男性

彼は中学3年生の秋，高校受験時に風邪をひき，咳が止まらず，痰が絡む状態が続いたため，市販の鎮咳去痰薬を服用するようになった。この薬を服用すると，咳や痰は速やかになくなり，頭もすっきりした感じがして，勉強にも集中できるようになった。そのため，風邪が治った後も，勉強に集中したいときやイライラしたときに鎮咳去痰薬をしばしば服用するようになっていった。実は，その鎮咳去痰薬にはdl-メチルエフェドリン塩酸塩という覚醒作用をもつ物質と，ジヒドロコデインリン酸塩という麻薬性鎮咳成分が含まれており，依存性が問題となっており，大量に服用し続けると幻覚症状が出現することもある薬である。

高校1年生のときは，友達もできて，高校生活にもうまく適応し，鎮咳去痰薬の使用も頻回ではなかった。高校2年生になり，ガールフレンドができてから，彼女との関係に影響されて，気分が落ち込んだり，不安が高まることが増えてくるようになった。それにしたがって，再び鎮咳去痰薬をしばしば服用するようになり，使用量も急激に増えていった。

夏休み直前のある日，彼はガールフレンドから突然，「別れたい」と告げられた。彼女は，最近の彼の状態が，突然イライラしたり，依存的な態度をとったり，怒り出したりと不安定なことが恐ろしくなったのであった。その夜，彼は大量の鎮咳去痰薬を服用したところ，気分が高揚したり，急激に落ち込んだりというきわめて不安定な状態となり，カーテンレールに縄跳びの縄をかけて首を吊ろうとしたのである。幸いにもカーテンレールが折れて未遂に終わった。記憶が不鮮明なところもあるが，「死んだらすべてが解決する。もうどうでもいいや」という気持ちが頭をよぎったという。これが**図4-2**のA点である。

その後，彼は鎮咳去痰薬のことを彼女に正直に打ち明けたところ，彼女から「何とかやめてほしい。一緒に治していこう」といわれたことから，自殺念慮は急激に消退した。しかし，鎮咳去痰薬はなかなかやめることができず，そのことで彼女としばしば口論となり，彼女に見捨てられるのではないかという不安が高まり，自殺念慮が強まった。それがB点とC点である。

結局，彼は鎮咳去痰薬をやめられず，彼女から

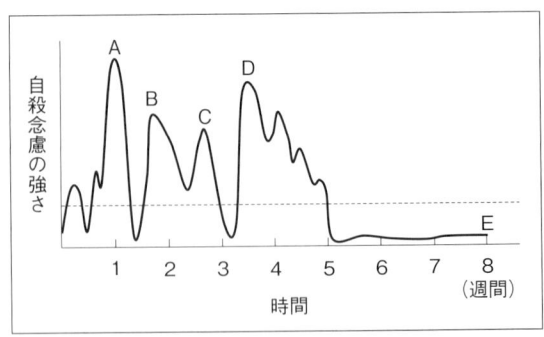

**図4-2　自殺念慮の強さの変遷**

（松本俊彦 監訳：自殺リスクの理解と対応—「死にたい」気持ちにどう向き合うか．金剛出版，東京，2012[4]）

「薬をやめられないなら別れる。もう無理」と告げられたことから，再び鎮咳去痰薬を大量に服用して，手首を傷つけるというエピソードがあった。それがD点である。

その後，彼は鎮咳去痰薬のことを両親にも告白し，本気で薬をやめようと決心した。彼女もその姿をみて，仲直りを決めた。彼女は彼の両親とも協力して，何とか彼を児童青年期精神科クリニックに受診させようと説得したのである。彼もようやく受診に同意したため，児童青年期精神科の初回面接前の3週間は，とても安定した状態が続いたのであった。

### 2) 初回面接の状態だけではなく，最近の自殺のイベントを探る

児童青年期精神科クリニックを受診した時点では，過去3週間は自殺念慮が認められなかった。最近2ヵ月間の自殺未遂のエピソードも，鎮咳去痰薬についても，当初は彼自身の口からは語られなかった。初診した精神科医は，軽度のうつ状態は存在するものの緊急性はないと判断したが，彼との面接後の両親および彼女との同席面接において，最近2ヵ月間の自殺未遂のエピソードが明らかになり，ようやく全体像が把握できたのであった。

実際の臨床場面では，このような患者に遭遇することはまれではない。児童・青年期患者においては，精神科受診を同意していても，自殺企図のエピソードや薬物乱用について，自らの口から語られることは少ない。患者本人のみの面接の後，家族との同席面接についての同意をあらかじめとっておく必要がある。

JCOPY 88002-771

### 3) CASEアプローチ

CASEアプローチでは，患者が抱いている自殺計画の種類と程度，およびそれに基づく行動の可能性を正確に評価することで，過去2ヵ月間における潜在的な重要事項を見逃さないように情報収集する。情報領域2において必ずアセスメントしなければならないのは以下の3点である[2]。

・患者は，どこまで具体的にその計画を立てたのか？
・患者は，その計画をどこまで実行に移したか？
・患者は，その計画にどのくらいの時間を費やしたのか？

前述の症例においても，現在の状態だけでは，再企図の深刻度はわからないが，過去2ヵ月間のエピソードを確認できれば，症例の深刻度，再企図の可能性の高さ，治療の必要性が明らかになるのである。

## 3. 情報領域3：遠い過去のイベントを探る

今回の自殺行動の2ヵ月前よりもさらに遠い過去までさかのぼって，自殺に関連する事象について情報収集を行う。その際，この情報領域に時間をかけすぎないように，患者の安全確保の方策を決めるのに，直接的もしくは潜在的に影響を与えうる情報だけを集める。以下のような点を押さえておく必要がある。

・過去の自殺企図のうちで最も深刻なものは何であったか？（患者が現在抱えているストレスは，過去の最も深刻なストレスと比べて，どちらが大きいか？）
・これまでに自傷行為や自殺企図は何回したことがあるか？（数が多いと自殺以外の意図による行為の可能性が考えられる。しかし他方で，行為がエスカレートしている場合は懸念すべき状況であるともいえる）
・今回を除き，最も直近の自殺企図はいつで，その重症度はどの程度であったか？

## 4. 情報領域4：切迫したイベントを探る

この情報領域では，「この患者の自殺意図は，いまどのような状況にあるのか？」ということに焦点をあてる。すなわち，患者が診察終了後や救命救急センター退院後に，再び自殺について考えてしまう可能性を確認することである。そのような場合，「もしも今晩遅くとか明日になって（あるいは，退院し

た後），再び自殺を考え始めたら，あなたはどうしますか？」と質問してみるとよい。患者の答えから，自分の安全性をどのぐらい真剣に守ろうとしているかがわかることが少なくない。さらには，この質問を契機として，自殺念慮が高まったときのための計画や対策を話し合うことも可能である。

Shea[4]は，ここで「安全契約」（自殺しない約束）を結ぶことの是非にも言及している。「安全契約」が自殺予防に有効であるというエビデンスはなく，賛成の立場の人も反対の立場の人もいる。Shea自身は，「安全契約」を結ぶプロセス自体がきわめて鋭敏なアセスメントツールとして機能していると考えている。契約を締結する際の患者の表情や態度，口調などを観察し，嘘や矛盾した表出といった微細な徴候を見逃さないようにすることによって，患者の真の自殺意図を知ることができるという。

### REFERENCE

1) 平安良雄, 河西千秋：自殺未遂者の再企図予防で重要なもの―ACTION-Jの成果からみえてきたもの―. 精神科治療 30：351-354, 2015
2) 松本俊彦：もしも「死にたい」と言われたら. 自殺リスクの評価と対応. 中外医学社, 東京, 2015
3) 村瀬嘉代子：子どもの精神療法における治療的な展開―目標と展開―新訂増補 子どもと大人の心の架け橋. 金剛出版, 東京, 2009
4) Shea SC : The Practical Art of Suicide Assessment : A Guide for Mental Health Professionals and Substance Abuse Counselors. Wiley, Hoboken, 2002（松本俊彦 監訳：自殺リスクの理解と対応―「死にたい」気持にどう向き合うか. 金剛出版, 東京, 2012）
5) 下坂幸三：アノレクシア・ネルヴォーザ論考. 金剛出版, 東京, 1988
6) Shneidman ES : Suicide as Psychache ; A Clinical Approach to Self-Destructive Behavior. Jason Aronson, New York, 1993（高橋祥友 訳：シュナイドマンの自殺学；自己破壊行動に対する臨床的アプローチ. 金剛出版, 東京, 2005）
7) Walsh BW, Rosen PM : Self-mutilation : theory, research, & treatment. Guilford Press, New York, 1988（松本俊彦, 山口亜紀子 訳：自傷行為―実証的研究と治療指針―. 金剛出版, 東京, 2005）
8) Walsh BW : Treating self-injury. Guilford Press, New York, 2005（松本俊彦, 山口亜紀子, 小林桜児 訳：自傷行為治療ガイド. 金剛出版, 東京, 2007）
9) 山田素朋子：自殺未遂者の初期介入で必要なスキル. 精神科治療 30：339-344, 2015

# 第5章

# 子どもの心の病と自殺

# 5

# 子どもの心の病と自殺

第2章で述べたように，自殺者の大多数は最後の行動に及ぶ前に，うつ病などの精神障害に罹患している。さらに問題なのは，自殺した人のなかで適切な精神科治療を受けていた人はそのうち2割程度に過ぎないのだ。子どもの場合は，見逃されている例はさらに多いものと予想される。ここでは，子どもの心の病と自殺について検討を行い，気分障害，統合失調症，パーソナリティ障害，発達障害について述べてみたい。

## Ⅰ 疾患別の自殺の危険性

### 1. 気分障害

#### 1）うつ病

##### a. 臨床的特徴

DSM-5[1]におけるうつ病（大うつ病性障害）の症状項目は，主症状として，①抑うつ気分，②興味・喜びの喪失，副症状として，③体重減少あるいは体重増加，または食欲の減退または増加，④不眠または睡眠過多，⑤精神運動性の焦燥または制止，⑥易疲労感または気力の減退，⑦無価値感または過剰であるか不適切な罪責感，⑧思考力や集中力の減退または決断困難，⑨死についての反復思考，特別な計画はないが反復的な自殺念慮または自殺企図，または自殺するためのはっきりとした計画の9項目である。この9つの抑うつ症状のうち，主症状の「抑うつ気分」か「興味・喜びの喪失」どちらかを含めて5つ以上の症状が2週間以上続いていて，そのために社会的な機能が果たせなくなっていたり，著しい苦痛を感じていたりする状態をうつ病と診断する。子どもにおいても原則としてこの診断基準が使われるが，小児・青年期における特記事項として，①抑うつ気分はイライラした気分であってもよく，②体重減少は，期待される体重増加がみられない場合でも

よい，としている。

あらためてじっくりと診断基準を読んでみると，うつ病の診断基準を完全に満たす子どもはかなり重症であるということがわかる。ここで5つ以上の症状が2週間以上続いている必要があるという点はきわめて重要である。さらに，それらの症状がほとんど1日中，ほとんど毎日存在するのである。嫌なことがあって，1〜2日ほど気分が落ち込んだり，眠れなくなったり，食欲が低下したりするのは，誰にでもある健康範囲の落ち込みである。それとは大きく異なる状態なのである。

抑うつエピソードの全期間で自殺関連行動の可能性がある。とりわけ，精神運動抑制の極期に入る前と回復期，不安焦燥が強い時期，精神病症状を伴うとき，絶望感が強いときなどといわれている。最も一貫して認められるリスク要因は，自殺企図の既往もしくはその徴候であるが，多くの自殺既遂で，自殺未遂が先行していないことも覚えておかなければならない。児童・青年期においても自殺未遂が先行しないことが多い。自殺既遂のより高いリスクと関連する特徴は，男性，独身，1人暮らし，著しい絶望感の存在である。境界性パーソナリティ障害が併存すると，将来の自殺企図のリスクは大きく増大する[1]。

児童・青年期において，自殺死亡率はうつ状態のない児童・青年と比較すると10倍に増加すると報告されている[4]。青年期の自殺者のなかでうつ病は49〜64％と最も高率にみられる[9]。児童・青年期のうつ病における自殺行動のリスク因子は，うつ病の重症度，慢性化，最近自殺の計画を考えたこと，自殺企図の既往，非自殺性自傷（自殺の意思のない自傷）の既往，不眠，併存する不安障害・行為障害・物質乱用，高度の衝動的な攻撃性，強い希望のなさ，自殺行動の家族歴，虐待，家族葛藤，および支援の

欠如などである[2,4]。

詳細は後述するが，ごく最近のSheftallらの報告では[18]，全米暴力死報告制度（national violent death reporting system：NVDRS）に報告のあった5～14歳の児童期および青年期の自殺者693人を分析した。その内訳は児童期群（5～11歳，87人）と青年期前期群（12～14歳，606人）であった。そのうち，現在精神科的問題を抱えていた子どもは210人（児童期群27人：青年期前期群183人）で全体の34.7％であった。そのうち，うつ病／気分変調症（depression/dysthymia）は児童期群で9人（33.3％），青年期前期群で120人（65.6％）であり，青年期前期群で有意に多かった。

### b. 児童・青年期のうつ病治療における問題点

児童・青年期のうつ病治療の基本方針を以下に述べ，その問題点を解説したい。軽症うつ病の治療においては，心理教育，家庭・学校における環境調整，支持的アプローチを行いながら，一定期間の経過観察を行うことが推奨されている。中等度・重症うつ病では，心理教育，家庭・学校における環境調整，支持的アプローチに加えて，精神療法（認知行動療法：CBT，対人関係療法：IPTなど）あるいは薬物療法が選択肢として推奨される。精神療法か薬物療法か，あるいは併用療法を行うかについては，患者・家族にそれぞれのリスクとベネフィットを十分に説明した上で，個々の症例に相応しい治療法を選択していく。

児童・青年期のうつ病治療の問題点は，第1に成人と比較して，精神療法においても薬物療法においても十分なエビデンスが少ないことである。第2に児童　青年期うつ病に有効な薬物療法は選択的セロトニン再取り込み阻害薬（SSRI）であるが，SSRI服用により，とくに児童・青年期症例において自殺関連行動（賦活症候群：activation syndrome）が出現する可能性が指摘されたことである。また，海外で薬物療法の第一選択薬であるfluoxetineがわが国では発売されていないのである。第3に米国食品医薬品局（FDA）がSSRIの添付文書に警告表示（black box warning）を記載したところ，記載した2003年を境にSSRIの使用頻度の減少と児童・青年期の自殺既遂事例の増加が認められたのである。

すなわち，児童・青年期のうつ病治療の最大のジレンマは，治療目標の第1は自殺を防ぐことである

が，抗うつ薬治療により自殺関連事象が出現する可能性があるということである。しかし，その後多くの研究がなされ，Bridgeら[5]が行ったこれまでの27の抗うつ薬とプラセボのランダム化比較試験（RCT）のメタ解析（参加者5,310人）によると，①うつ病に対する有効性は抗うつ薬が61％，プラセボが50％と，抗うつ薬の有効性も決して低くはないがプラセボ効果が非常に高い結果であった，②自殺念慮・自殺企図出現率は抗うつ薬3％，プラセボ2％という結果であった，③うつ病の児童・青年が抗うつ薬服用により自殺関連事象を経験するよりも，抗うつ薬から得られるベネフィットのほうが11倍大きいことが示唆された。

以上のことから，児童・青年期へのSSRIを含めた抗うつ薬の使用に際しては，まずきちんとした診断を行い，抗うつ薬が必要なケースかどうかの見立てを行うことが重要である。また，処方時に正確な副作用についての情報を患者と保護者に伝えることが必要であり，自殺関連事象の増加に関してのインフォームド・コンセントを適切に行い，慎重な経過観察を要する。その上で，必要な症例に対しては抗うつ薬処方を躊躇せず，適切な量を適切な期間，行っていくことが重要である。筆者が作成した「児童・青年期のうつ病に対する治療ガイドライン」は巻末の「付録」に掲載した。

### 2）双極性障害

### a. 臨床的特徴

かつて，児童期発症の双極性障害はほとんど存在しないと考えられてきた。しかしここ20年間にわたり，児童・青年期の双極性障害に注目が集まるようになった。その臨床像はこれまで認識されていた成人における躁うつ病像，すなわち躁病相とうつ病相の明らかな対比，その明瞭な交代と月単位の周期，各病相に特徴的な臨床症状などの古典的な病像とは大きく異なり，以下のような子ども特有の臨床像を呈することが明らかになってきたのである[6]。

第1に，うつ症状と躁症状のきわめて急速な交代である。第2に，とくに躁病エピソードにおいて，うつ病相と躁病相が明瞭に区別しにくく，双方の症状が混在する多彩な病態（混合状態）を示すことである。第3に，ほかの精神障害，とくにADHD，反抗挑戦性障害（ODD），行為障害などの破壊的行動障害，不安障害，物質乱用などを併存しやすいこと

である。しかしながら，典型的な成人の双極性障害と同じ病像を示す症例も少ないながら存在することも事実なのである。

その後，主に北米において児童・青年期の双極性障害の診断率が増加し，過剰診断の問題がクローズアップされるようになった。DSM-5では，児童・青年期特有の双極性障害の臨床像を記載せず，成人の診断基準に準じることになった。ただし，一部の研究者が児童・青年期の双極性障害と考えていたタイプを，「重篤気分調節症（DMDD）」[7]として，抑うつ障害群のなかに位置づけたのである。DMDDの臨床像とは，第1に通常のストレッサーに対する重度で頻回のかんしゃく発作である。そのかんしゃく発作は発達レベルに相応しないものであり，週に3回以上という高頻度で起きる。第2にかんしゃく発作の間歇期においても，つねにイライラ感や怒りの感情が続いていることである。

#### b. 自殺の危険性

第2章でも述べたが，双極性障害をもつ人の自殺の危険率は，一般人口の少なくとも15倍と見積もられている。事実，双極性障害は，全自殺既遂事例の4分の1を占めるとされる。自殺企図の既往と，過去1年の間に抑うつがみられた日がどれくらいの割合だったかは，自殺企図または完遂のより高いリスクと関連がある[1]。

双極II型障害の自殺の危険性は高い。双極II型障害をもつ人の約3分の1では，生涯において何らかの自殺企図歴が認められるとの報告がある。双極II型障害と双極I型障害でみられる生涯の自殺企図の出現率は，それぞれ32.4％と36.3％と報告されている。しかし，自殺企図と既遂の割合で定義される自殺の既遂率は，双極I型障害に比べ双極II型障害をもつ人でより高い。双極性障害をもつ人では，遺伝学的マーカーと自殺行動の危険増加が関連する可能性があり，双極II型障害を発端者とする第一度親族にみられる自殺は，双極I型障害の場合と比較して6.5倍になる[1]。

前述した全米暴力死報告制度（NVDRS）に報告のあった5〜14歳の児童・青年期の自殺者693人（児童期群87人：青年期前期群606人）の分析[18]では，現在精神科的問題を抱えていた210人（児童期群27人：青年期前期群183人）のうち双極性障害と診断された子どもは児童期群で2人（7.4％），青年期前期群

で22人（12.0％）であった。

### 2. 統合失調症

#### 1）臨床的特徴

DSM-5[1]では統合失調症の主要な症状として，①幻覚，②妄想，③まとまりのない発語（例：頻繁な脱線または滅裂），④ひどくまとまりのない，または緊張病性の行動，⑤陰性症状（感情の平板化，意欲欠如）の5つをあげている。統合失調症はさまざまな認知，行動，情動の機能障害が含まれるため，個人により，重症度により，発症から現在に至る期間により，あるいは治療期間によりかなりのばらつきがある。幻覚や妄想が主体の活動期の場合もあれば，陰性症状が中心の慢性期の場合もある。

#### 2）自殺の危険性

第2章で述べたが，統合失調症患者の約5〜6％が自殺により死亡し，約20％が少なくとも1回自殺を試み，さらにずっと多くの人にはっきりとした自殺念慮がある。自殺行動は，自分自身または他者を傷つけよ，という命令性幻聴への反応であることもある。自殺の危険性は生涯にわたり，男性・女性ともに高いが，物質関連障害を併存する若年男性ではとくに高い。その他の危険要因には，抑うつ症状，絶望感，失業が含まれる。さらに自殺の危険性は，精神病エピソードに続く時期，および退院後の時期でも高いことが指摘されている[1]。

統合失調症では青年期患者や発病初期の患者が自殺の可能性が最も高いとされている。青年期患者の自殺のリスク因子は，病前における高いレベルの能力，鋭い洞察力，高い知能を有し，認知機能が保持されている者で高くなると報告されている。

成重ら[16]の救命救急センターに入院となった若年自殺未遂者の特徴を検討した研究では，対象291人を若年群（35歳未満，110人）と非若年群（35歳以上，181人）に分類して比較している。若年群の精神科診断において最も多かったのは「統合失調症およびほかの精神病性障害」であり，27人（24.5％）であった。

### 3. 境界性パーソナリティ障害

#### 1）臨床的特徴

境界性パーソナリティ障害の本質的特徴は，対人関係，自己像，感情などの不安定および著しい衝動

性の広範な様式で，成人期早期までに始まり，種々の状況で明らかになる。境界性パーソナリティ障害の人口有病率の中央値は1.6%とされており，青年期に最も高い[1]。

DSM-5に記載されている臨床的特徴は，見捨てられ不安，対人関係の不安定さ，不安定な自己像，衝動性，非自殺性自傷行為，激しい気分の不安定性，慢性的な空虚感，激しい怒りなどである。

### 2) 自殺の危険性

Joinerら[11]によれば，おそらく境界性パーソナリティ障害の人は非自殺性自傷行為をしばしば行い，それは定義上自殺の意思を有していないことから，多くの人は境界性パーソナリティ障害の人のすべての自傷行為には自殺の意思が欠けていて，「操作」目的で行われるものだと誤解している。しかし実際は，多くの境界性パーソナリティ障害の人は生涯のいずれかの時点で，自殺の意思をもって自殺企図している（60～70%）。自殺の対人関係理論からみると，境界性パーソナリティ障害の人は繰り返し自傷行為を行うことによって，自殺潜在能力を身につけるのであろうと予測される。実際の境界性パーソナリティ障害の人の自殺死亡率は高い。パーソナリティ障害と自殺死に関する総説では[8]，2,040人の境界性パーソナリティ障害のうち86人が自殺死に至っており，自殺率は4.21～4.80%の範囲であるとしている。これは一般人口の割合（0.01%）よりも400倍以上高いことになるのである。

上述した成重らの救命救急センターに入院となった若年自殺未遂者の特徴を検討した研究では[16]，若年群（35歳未満，110人）と非若年群（35歳以上，181人）に分類して比較すると，若年群の精神科診断において2番目に多かったのは「境界性パーソナリティ障害の23人（20.9%）であり，非若年群（13人，5.5%）と比較して有意に多かった。

## 4. 発達障害

第2章でも述べたが，自殺関連行動が問題となる発達障害としては注意欠如・多動症（ADHD）と自閉スペクトラム症（ASD）があげられる。ADHDの自殺研究は1980年代から精力的に行われてきたが，ASDについては最近になってようやく症例報告が行われるようになった段階である。それは，三上[14]が述べるように，ADHDは呼称の変遷を経てきた

ものの概念自体はそれ以前から国際的に認知されていたが，ASD概念が国際的な診断概念として登場したのが1980年に発行されたDSM-III以降であり，かつ高機能ASDとしてのアスペルガー障害の概念が登場したのは1994年のDSM-IVであることが，ASDの自殺研究が遅れた大きな理由と考えられる。ここでは，ADHDとASDに分けて検討を行いたい。

### 1) ADHD

児童・青年期の自殺既遂例におけるADHDの頻度は4[12]～25.9%[3]までの報告があり，さまざまである。診断の精度の違いもあるだろう。第2章の心理学的剖検の記載でも触れたが，Shafferら[17]はニューヨーク市の20歳未満の自殺既遂者120例と147例の対照群を比較して，精神医学的な要因の関与について考察した。複数の情報提供者からの評価では，自殺群の91%が精神科診断基準を満たしていた。その内訳は，気分障害 61%，破壊性障害 50%，不安障害 27%，物質関連障害 25%，統合失調症 3%であった。ADHDは破壊性障害に含まれており，全体の9人（8%）を占めていた。そのうち，17歳未満の男性が6人，17歳以上の男性が2人，17歳未満の女性が1人であった。

前述した全米暴力死報告制度（NVDRS）に報告のあった5～14歳の児童・青年期の自殺者693人（児童期群87人：青年期前期群606人）の分析[18]では，現在精神科的問題を抱えていた210人（児童期群27人：青年期前期群183人）のうちADHDと診断された子どもは児童期群で16人（59.3%），青年期前期群で53人（29.0%）であり，児童期群で有意に高かった。ADHDと診断された子どもは全体（693人）の10%を占めていた。児童期年代の自殺者の59.3%がADHDに罹患していたことはきわめて注目に値する所見である。

また，ADHDはうつ病と併存する頻度が高い。そこに行為障害が併存するとさらに自殺率を高める。すなわち，ADHDにうつ病と行為障害が併存すると自殺関連行動に至るリスクが高まることが示唆されている[14]。

### 2) ASD

高機能のASDの概念が注目を集めるようになったのは近年になってからである。したがって，ASDの自殺に関する研究はこれまでほとんどなされてこなかった。一部の専門家がアスペルガー障害

の自殺について触れてはいるが，系統的な研究は行われてこなかった。近年ようやく系統的なASDの自殺研究が行われるようになったが，それはわが国の三上による功績が大きいといえる[10, 14, 15]。

前述したように，Mikamiら[15]は救命救急センターに入院した自殺企図例（960人）のなかで20歳未満の94人を対象とし，ASD群と非ASD群に分類して比較検討を行った。その結果，ASD群は12.8%であった。ASD群は男性の頻度が高く，気分障害と不安障害の併存頻度は低く，適応障害がより多く併存していた。ASD群は自殺企図歴がない傾向や精神科通院歴がない傾向が認められた。また，ASD群はより致死性の高い企図手段を選択することが多く，繰り返す対人関係の失敗と社会的支援の欠如による社会的孤立感が心理社会的準備因子であることが示唆された。

三上らの研究を契機に，近年若年ASDの自殺研究が行われるようになった。Mayesら[13]は，精神科外来症例（16歳以下）のなかで，ASD群（791人），非ASDうつ病群（35人），定型発達群（186人）の自殺関連行動について検討した。その結果，ASD群の7.2%に自殺企図が，10.9%に自殺念慮が認められた。ASD群の自殺関連行動は（13.8%）は定型発達群（0.5%）の28倍認められた。非ASDうつ病群の自殺関連行動は42.9%に認められ，ASD群よりも高かった。自殺関連行動のリスク因子は，年齢（10歳以上），人種（黒人あるいはヒスパニック），いじめ，うつ，問題行動，気分調節障害，攻撃性，不安，身体愁訴，睡眠障害などがあげられた。

今後，心理学的剖検においても発達障害の発達歴などに焦点をあてることによって，これまで「原因不明の自殺」とされてきた若者の自殺の背景に，何らかの発達障害の存在が明らかになる可能性があると思われる。

## Ⅱ 子どもの心の病と自殺に関する近年の研究

### 1. Sheftallらによる米国の児童・青年期自殺者データの解析

2016年，Sheftallら[18]は，全米暴力死報告制度（NVDRS）に報告された，2003〜2012年までの10年間の全米17州の自殺者データを解析した。5〜14歳

の自殺者は693人であった。児童期群（5〜11歳，87人）と青年期前期群（12〜14歳，606人）に分類して比較した。

臨床的特徴としては，自殺した児童期群は，青年期前期群と比較して，男子が多く（85.1%：69.6%），黒人が多く（36.8%：11.6%），縊首／絞扼死／窒息死が多く（80.5%：64.1%），自宅での死亡（97.7%：87.7%）が多かった。また児童期群は青年期前期群よりも家族／友人との関係の問題をより多く抱えていたが（60.3%：46.0%），異性との問題はより少なく（0%：16.0%），遺書を残すことも少なかった（7.7%：30.2%）。

そのうち，子どもたちが抱えていた精神科的問題の特徴を**表5-1**に示した。現在精神科的問題を抱えていた子どもは210人（児童期群27人，34.6%：青年期前期群183人，34.8%）で全体の34.7%であった。そのうち，現在精神科治療を受けていた子どもは159人（児童期群18人，23.1%：青年期前期群141人，26.8%）であり，過去に精神科治療歴がある子どもは195人（児童期群27人，34.6%：青年期前期群168人，31.9%）であった。また，現在抑うつ気分をもっていた子どもは177人（児童期群13人，16.7%：青年期前期群164人，31.2%）で青年期前期群に有意に多かった。

現在精神科的問題を抱えていた子どもの精神科診断は，うつ病／気分変調症は児童期群で9人（33.3%），青年期前期群で120人（65.6%）であり，青年期前期群で有意に多かった。双極性障害に罹患していた子どもは24人（児童期群2人，7.4%：青年期前期群22人，12.0%），不安障害は12人（児童期群3人，11.1%：青年期前期群9人，4.9%），強迫性障害は3人（児童期群1人，3.7%：青年期前期群2人，1.1%），その他の精神障害は41人（児童期群8人，29.6%：青年期前期群33人，18.0%）であった。特筆すべきは，ADD/ADHDと診断された子どもが69人（児童期群16人，59.3%：青年期前期群53人，29.0%）であり，児童期群が有意に多かったことである。以上をまとめると，自殺した子どもが抱えていた精神疾患は，児童期ではADD/ADHDが多く，青年期群ではうつ病／気分変調症が多かったということになる。

アルコール・薬物の使用に関しては，アルコール，アンフェタミン，オピエート，マリファナ，コ

表5-1　米国の児童・青年期自殺者データの解析

| 臨床的特徴 | 児童期（n=87） | | 青年期前期群（n=606） | | P |
|---|---|---|---|---|---|
| | No. | % | No. | % | |
| 精神科的特徴 | | | | | |
| 　最近の精神科的問題 | 27 | 34.6 | 183 | 34.8 | 0.98 |
| 　最近の精神科的治療 | 18 | 23.1 | 141 | 26.8 | 0.49 |
| 　精神科的治療歴 | 27 | 34.6 | 168 | 31.9 | 0.64 |
| 　最近の抑うつ気分 | 13 | 16.7 | 164 | 31.2 | 0.009 |
| 最近の精神科診断 | | | | | |
| 　うつ病/気分変調症 | 9 | 33.3 | 120 | 65.6 | 0.001 |
| 　双極性障害 | 2 | 7.4 | 22 | 12.0 | 0.75 |
| 　不安障害 | 3 | 11.1 | 9 | 4.9 | 0.19 |
| 　ADD/ADHD | 16 | 59.3 | 53 | 29.0 | 0.002 |
| 　強迫性障害 | 1 | 3.7 | 2 | 1.1 | 0.34 |
| 　ほかの精神障害 | 8 | 29.6 | 33 | 18.0 | 0.16 |
| アルコール・薬物の使用（過去の使用歴/現在） | | | | | |
| 　アルコール | 63/1 | 84.0/ 1.6 | 436/17 | 85.2/ 3.9 | 0.79/0.71 |
| 　アンフェタミン | 43/1 | 57.3/ 2.4 | 314/ 5 | 62.5/ 1.6 | 0.39/0.53 |
| 　オピエート | 53/2 | 68.8/ 3.9 | 322/24 | 64.3/ 7.5 | 0.44/0.56 |
| 　マリファナ | 35/0 | 46.1/ 0 | 246/14 | 49.1/ 5.7 | 0.62/0.39 |
| 　コカイン | 51/0 | 67.1/ 0 | 325/ 0 | 64.9/ 0 | 0.70/NA |
| 　抗うつ薬 | 44/5 | 57.9/11.9 | 270/35 | 54.0/13.1 | 0.53/0.83 |

（Sheftall AH, et al. : Pediatrics 138（4）: e20160436, 2016 [18] より引用）

カインなどの使用歴が多いことが注目されるが，自殺の時点ではほとんど使用されていなかった。注目すべき点は，抗うつ薬に関しては，過去に服用したことがある子どもは児童期群で44人（57.9％），青年期前期群では270人（54.0％）と多いが，自殺の時点で服用していたのは児童期群で5人（11.9％），青年期前期群では35人（13.1％）と大幅に減少していることである。自殺の時点では子どもたちは処方された抗うつ薬を服用していないことが多いことが明らかになった。

## 2. Bridgeらによる若者の自殺に関するレビュー

2006年，Bridgeら[4] は若者の自殺および自殺行動に関するレビューを行った。青年期の自殺念慮（重症度は死についての考えから具体的な意思あるいは計画までを含む）の出現率は15〜25％という報告と，男性2.3％，女性6.0％（年間発生率）という報告がある。自殺企図に関しては，生涯発生率は男性1.3〜3.8％，女性1.5〜10.1％と報告されている。

このなかで，表5-2に示したように，7つの研究をもとに若者の自殺既遂と精神障害の関係についてまとめている。総数357人のうち，何らかの精神障害をもっていた若者は70〜95％であり，何らかの気分障害をもっていた者は44〜76％であった。その内訳は，大うつ病性障害15〜54％，気分変調症4〜22％，双極スペクトラム障害2〜22％，適応障害5〜21％であった。何らかの物質乱用をもっていた若者は0〜62％であり，その内訳はアルコール乱用0〜37％，薬物乱用0〜30％であった。また，何らかの不安障害をもっていた者は0〜27％であり，行為障害8〜46％，注意欠陥障害（attention deficit disorder：ADD）4〜26％，統合失調症0〜11％であった。何らかのDSM I 軸診断が併存していた者は43〜81％であり，気分障害とそのほかの障害の併存は5〜44％，精神科診断がつかない者は5〜30％であった。

Bridgeらはレビューをまとめて，図5-1の若者

表5-2　若者の自殺既遂者における精神障害（%）

| | Shafii (1988) | Brent (1988) | Marttunen (1991) | Brent (1993) | Apter (1993) | Shaffer (1996) | Houston (2001) |
|---|---|---|---|---|---|---|---|
| 年齢範囲 | 11~19 | 13~19 | 13~19 | 13~19 | 18~21 | ≦20 | 15~24 |
| 自殺既遂者数 | n=21 | n=27 | n=53 | n=67 | n=43 | n=119 | n=27 |
| 何らかの精神障害 | 95 | 93 | 94 | 90 | 81 | 91 | 70 |
| 何らかの気分障害 | 76 | 63 | — | 49 | — | 61 | 44 |
| 大うつ病性障害 | 38 | 41 | 23 | 43 | 54 | 32 | 15 |
| 特定不能のうつ性障害 | — | — | 25 | — | — | 3 | 7 |
| 気分変調症 | 10 | 22 | 4 | — | 5 | 13 | — |
| 双極スペクトラム障害 | — | 22 | — | 18 | — | 2 | — |
| 適応障害 | — | — | 21 | — | 7 | 5~6 | 7 |
| 何らかの物質乱用 | 62 | 41 | — | 27 | 0 | 35 | 7 |
| アルコール乱用 | — | 37 | 26[a] | 24 | 0 | 22 | — |
| 薬物乱用 | — | 30 | 4 | 13 | 0 | 25 | — |
| 何らかの不安障害 | — | 15 | 4 | 12 | 7 | 27 | 0 |
| PTSD | — | — | — | — | — | — | — |
| パニック障害 | — | 0 | — | — | — | — | — |
| 破壊性障害 | — | — | 8 | — | — | 50 | 11 |
| 行為障害 | — | 22 | 4 | 28 | 7 | 46 | — |
| 注意欠陥障害（ADD） | — | 26 | — | 13 | — | 8 | 0 |
| 摂食障害 | — | — | 6 | — | 7 | 4 | — |
| 統合失調症 | — | — | 43 | 0 | — | 3 | — |
| 何らかのⅠ軸併存障害 | 81 | — | 51 | — | — | 70 | — |
| 併存障害（Ⅰ軸 and/or Ⅱ軸） | — | — | — | — | — | — | 26 |
| 気分障害とそのほかの障害の併存 | 43[b] | 44 | 6 | 23 | 19 | 5~13[c] | — |
| 精神科診断なし | 5 | 7 | — | 10 | — | 9 | 30 |

[a] アルコール乱用または依存　[b] 気分障害と薬物乱用　[c] 生涯有病率

（Bridge JA. et al.: J Child Psychol Psychiatry 47: 372-394, 2006 より引用）

の自殺行動における発達相互作用モデルを提唱した[4,10]。児童・青年期において、発達は特定の領域で起こるのではなく、生物学的、情緒的、認知的、行動的、社会的など多方面で、1つの段階から次の段階へと連続的に達成されることにより、より複雑で重層的な個体として成長していく。児童・青年期の発達が進行するなかで、家庭環境、社会的状況の発達そのものに重要な影響を及ぼす可能性がある。家族、家庭環境、友人関係、学校状況、職業環境が発達にプラスの重要な影響を及ぼすとともに、同時にこれらの要因が自殺のリスク因子にも関与することになる[10]。

　自殺行動は気分障害をはじめとする精神障害と衝動的な攻撃性の傾向という2つの脆弱性の相互作用によって増大する。そして、それは実行機能の障害やセロトニン代謝の変調などの神経生物学的障害へつながっていく。図5-1に示したように、子どもの自殺行動に関連する多くの要因が家族的であるため（遺伝的でもあり環境的でもある）、このモデルは親のリスク因子から始まり、親から子どもへのリスク因子の伝達を表している[10]。

　図5-1には、それぞれの領域が別々に示されているが、実際にはこれらの領域は一方向性ではなく、双方向性に影響を及ぼしあう。たとえば、子どもの衝動的な攻撃性はうつ病の可能性を増やすかもしれない。逆にいえば、若年発症うつ病は感情調節障害をもつため、衝動的な攻撃性という症状として表出されるかもしれない[10]。

　自殺行動は、青年期以前にはまれである。その多くの理由は、自殺リスクの重要な構成要素の1つ

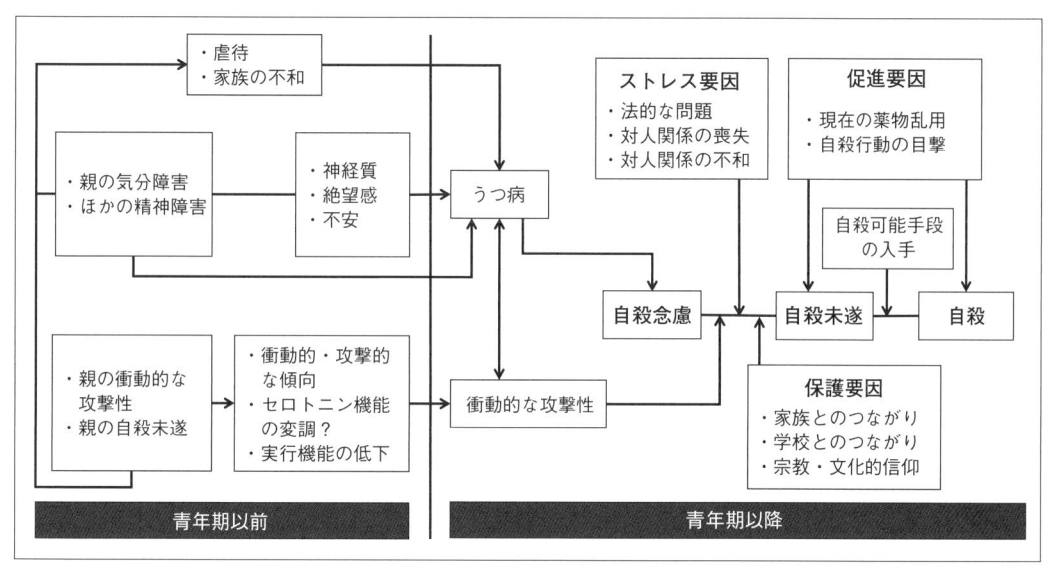

**図5-1　若者の自殺行動における発達相互作用モデル**

（Bridge JA, et al.：J Child Psychol Psychiatry 47：372-394, 2006[4]）より引用して改変）

ある気分障害が青年期以前にはまれであるからである。青年期以前に明らかになる気分障害の前駆症状は，衝動的な攻撃性，神経症的傾向，不安，およびペシミズムなどの認知の歪みである。青年期以降は，気分障害と衝動的な攻撃性がともに起きると，自殺行動の頻度は劇的に増加する。自殺念慮は自殺企図の重要な前駆症状であるが，衝動的な攻撃性が加わると自殺行動に発展する可能性が増大する。それに加えて，何らかの深刻なストレッサー（たとえば，法的な問題，対人葛藤，対人関係の喪失など）が同時に加わると，自殺念慮を抱く人が自殺行動にいたる可能性が高まると考えられる。

　自殺行動の促進要因は，薬物乱用と自殺行動の目撃である。銃や薬物のような自殺可能手段の入手はより自殺企図を促進する。自殺行動に対処するためには，保護要因の強化が必要である。すなわち，ポジティブな親子のつながり，積極的な親へのアドバイス，ポジティブな学校とのつながり，宗教的・文化的信仰などは自殺に対する重要な保護因子となる。

## REFERENCE

1）American Psychiatric Association：Diagnostic and Statistical Manual of Mental Disorders, 5th Edition（DSM-5）American Psychiatric Publishing, Arlington,

2013（日本精神神経学会日本語版用語監修，髙橋三郎，大野　裕　監訳：DSM-5 精神疾患の診断・統計マニュアル．医学書院，東京，2014）

2）Brent DA, Maalouf F：Depressive disorder in childhood and adolescence. Thapar A, Pine DS, Leckman JF, et al.（eds）：Rutter's Child and Adolescent Psychiatry, 6th Edition. Chapter 63. Wiley-Blackwell, UK, pp 874-892, 2015

3）Brent DA, Perper JA, Goldstein CE, et al.：Risk factors for adolescent suicide. A comparison of adolescent suicide victims with suicidal inpatients. Arch Gen Psychiatry 45：581-588, 1988

4）Bridge JA, Goldstein TA, Brent DA：Adolescent suicide and suicidal behavior. J Child Psychol Psychiatry 47：372-394, 2006

5）Bridge JA, Iyengar S, Salary CB, et al.：Clinical Response and Risk for Reported Suicidal Ideation and Suicide Attempts in Pediatric Antidepressant Treatment. JAMA 297：1683-1696, 2007

6）傳田健三：子どもの双極性障害―DSM-5への展望―．金剛出版，東京，2011

7）傳田健三：重篤気分調節症（DMDD）とはどんな病態か．精神科診断 8：64-69, 2015

8）Duberstein P, Witte TK：Suicide risk in personality disorders：An argument for a public health perspective. Kleespies PM（ed）：Behavioral emergencies：An evidence-based resource for evaluating and managing risk of suicide, violence, and victimization. American Psychological Association, Washington DC, pp 257-286, 2009

9）Gould MS, Greenberg T, Velting DM, et al.：Youth

suicide risk and preventive interventions : A review of the past 10 years. J Am Acad Child Adolesc Psychiatry **42** : 386-405, 2003

10) 若年者の自殺対策のあり方に関するワーキンググループ：若年者の自殺対策のあり方に関する報告書. 2015.（http://ikiru.ncnp.go.jp/copes/pdf/wg.pdf）参照：2017年2月25日

11) Joiner TE, Van Orden KA, Witte TK, et al. : The Interpersonal Theory of Suicide : Guidance for Working with Suicidal Clients. American Psychological Association, Washington DC, 2009（北村俊則 監訳：自殺の対人関係理論，予防・治療の実践マニュアル. 日本評論社，東京，2011）

12) Marttunen MJ, Aro HM, Henriksson MM, et al. : Mental disorders in adolescent suicide. DSM-III-R axes I and II diagnoses in suicides among 13- to 19-year-olds in Finland. Arch Gen Psychiatry **48** : 834-839, 1991

13) Mayes SD, Gorman AA, Hillwig-Garcia J, et al. : Suicide ideation and attempts in children with autism. Res Autism Spectr Disord **7** : 109-119, 2013

14) 三上克央：発達障害と自殺. 児童青年精医と近接領域 **56** : 168-178, 2015

15) Mikami K, Inomata S, Hayakawa N, et al. : Frequency and clinical features of pervasive developmental disorder in adolescent suicide attempts. Gen Hosp Psychiatry **31** : 163-166, 2009

16) 成重竜一郎，川島義高，澤谷　篤，他：救命救急センターにおける若年自殺未遂者の特徴. 児童青年精医と近接領域 **56** : 179-189, 2015

17) Shaffer D, Gould MS, Fisher P, et al. : Psychiatric diagnosis in child and adolescent suicide. Arch Gen Psychiatry **53** : 339-348, 1996

18) Sheftall AH, Asti L, Horowitz LM, et al. : Suicide in elementary school-aged children and early adolescents. Pediatrics **138**（4）: e20160436, 2016

# 第6章

# 子どもの精神症状および
# 自殺意識に関する調査

# 子どもの精神症状および自殺意識に関する調査

本章では，2016年にわれわれが行った北海道の小・中・高校生における心の健康に関する実態調査の結果と，同年に発表された日本財団による自殺念慮と自殺未遂の実態調査の結果を述べる。前者は，小・中・高校生の抑うつ傾向，躁傾向，自閉傾向，自己効力感，ライフスタイルについて調査したもので，児童・青年期の自殺念慮に関する実態も知ることができる。また，5年前の2011年にも同様の調査を行っており，今回の調査結果と比較検討を行った。後者は，その対象が20歳以上の成人男女ではあるが，若者の自殺意識について知ることができる内容となっている。

## I 子どもの抑うつ症状，躁症状，自閉傾向，自己効力感に関する実態調査2016

### 1. 調査の概要

2016年われわれは，北海道の小・中・高校生における心の健康に関する実態（抑うつ傾向，躁傾向，自閉傾向，自己効力感，ライフスタイル）を把握し，今後の心の健康づくりの充実に資することを目的として，「2016年度 児童生徒の心の健康に関する調査」を行った。また，2011年度にも同様の調査を行っており，今回の調査との比較検討を行った。2011年はわが国の自殺者数がまだ30,000人を超えていた年であり，2015年の自殺者数は24,025人まで減少している状況である。

調査対象は北海道全域の小学校31校（小学3年生，5年生），中学校30校（中学2年生），高等学校20校（高校2年生）の計81校を人口に応じた形で抽出した。その結果，小学3年生696人（男子346人，女子350人），小学5年生685人（男子309人，女子376人），中学2年生903人（男子413人，女子490人），高校2年生992人（男子515人，女子477人）の計

3,276人（男子1,583人，女子1,693人）が調査対象となった。

調査票は，簡易抑うつ症状尺度（Quick Inventory of Depressive Symptomatology：QIDS-J）[5,13]，躁症状評価尺度（Manic Episode Diagnostic Screening Inventory：MEDSCI）[6,16]，自閉症スペクトラム指数（Autism-Spectrum Quotient-Japanese Version：AQ-J）[1,8]，特性的自己効力感尺度（Generalized Self-Efficacy Scale：GSE）[10,14]，およびライフスタイルからなる「心の健康に関する調査用紙」を用い，無記名によるアンケート調査を行った。

本調査は前述のように全道81校から調査の同意を得た。同意を得られた学校へ調査票と説明文書を送付し，児童・生徒への配布を依頼した。調査票の記入は各家庭で行った。本調査を実施するにあたり，児童・生徒のプライバシーや人権に十分に配慮し，児童・生徒および保護者に対して以下のように説明した。①調査票は無記名であり，個人のプライバシーは厳守されること，②調査への協力は本人・保護者の自由意志で決めてもらうこと，③協力したくない場合は，記入・提出をしなくてもかまわないこと，④調査に協力しない場合でも本人の不利益にはならないこと，⑤調査によって得られた研究の成果は，学会発表，学術雑誌などで公表されることがあるが，それ以外の目的には使用しないことである。調査への同意が得られた場合のみ，調査票の記入・提出を依頼し，調査票の提出をもって調査への同意は得られたものと判断した。なお，本研究は北海道大学大学院保健科学研究院の倫理審査委員会の承認を得ている。

## 2. 2016年度調査結果

### 1) 2016年度 児童生徒の心の健康に関する調査結果

#### a. 抑うつ傾向について

##### ⅰ) 簡易抑うつ症状尺度 (QIDS-J) による抑うつ傾向

QIDS-Jの対象者全体の平均スコアおよび標準偏差は4.7±4.0で，小学3年生 3.4±3.3，小学5年生 4.1±3.8，中学2年生 4.8±4.0，高校2年生 6.0±4.1であった。学年別，男女別の平均得点を**図6-1**に示した。QIDS-Jのスコアを学年ごとに比較するためにGames-Howell法を用いて多重比較を行ったところ，小学3年生＜小学5年生＜中学2年生＜高校2年生と学年が上がるごとにQIDS-Jのスコアが有意に高くなることが確認された（$P<0.01$）。また，QIDS-Jのスコアを男女別に比較したところ（対応のないt検定），小学3年生と小学5年生においては男女の差はなく，中学2年生と高校2年生において女子が男子より優位に高かった（$P<0.01$）。

QIDS-J得点11点以上を抑うつ傾向あり（抑うつ群）とすると，全体では9.2％，小学3年生 3.7％，小学5年生 7.2％，中学2年生 9.2％，高校2年生 14.3％に抑うつ傾向を認めた（**図6-2**）。学年が上がるごとに抑うつ群の割合が増加していた。中学2年生

と高校2年生では女子の割合が高かった。

##### ⅱ) 抑うつ症状の項目別得点

QIDS-Jの各項目の平均得点（全体）を**図6-3**に示した。高得点の順に列挙すると，項目11「自分についての見方」，項目7「食欲増進」，項目1「寝つきの悪さ」，項目9「体重増加（最近2週間で）」，項目5「悲しい気持ち」となった。項目11がとくに高かったが，その内容は自己評価の低さ，自責感，無価値感を問う質問項目である。

##### ⅲ) 死や自殺についての考え

項目12「死や自殺についての考え」の内容は，0点は「死や自殺について考えることはない」，1点は「人生が空っぽに感じ，生きている価値があるかどうか疑問に思う」，2点は「自殺や死について，1週間に数回，数分間にわたって考えることがある」，3点は「自殺や死について1日に何回か細部にわたって考える，または，具体的な自殺の計画を立てたり，実際に死のうとしたりしたことがあった」となっている。2点および3点の者を「自殺念慮あり」とすると，その結果は以下の通りである（**図6-4**）。全体では6.9％，小学3年生 2.5％，小学5年生 5.5％，中学2年生 7.7％，高校2年生 10.5％であり，学年が上がるごとに自殺念慮の割合は増加していた。

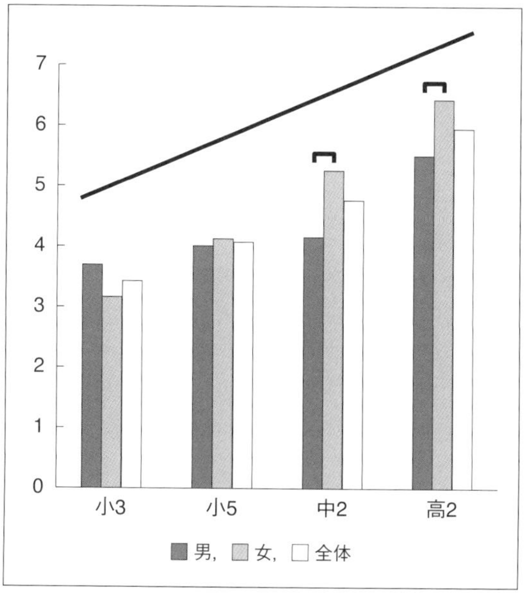

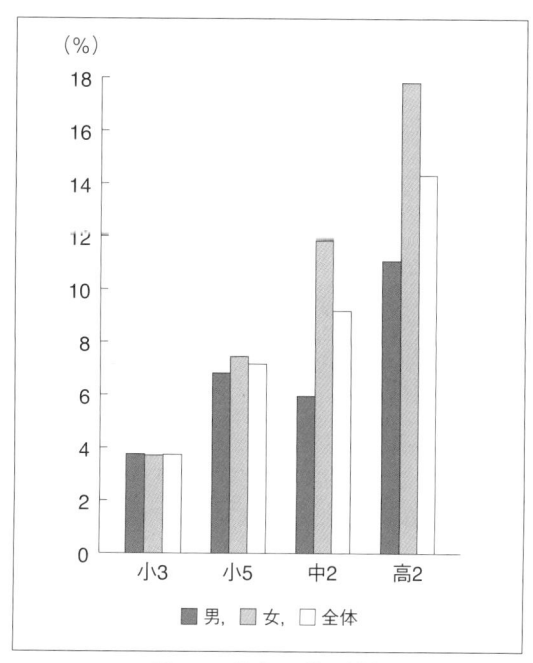

**図6-1　抑うつ尺度の学年別，男女別平均得点の比較**
多重比較 (Games-Howell法)：小3＜小5＜中2＜高2 （$P<0.01$）
対応のないt検定：男子＜女子 (中2, 高2) （$P<0.01$）

**図6-2　抑うつ群の割合**

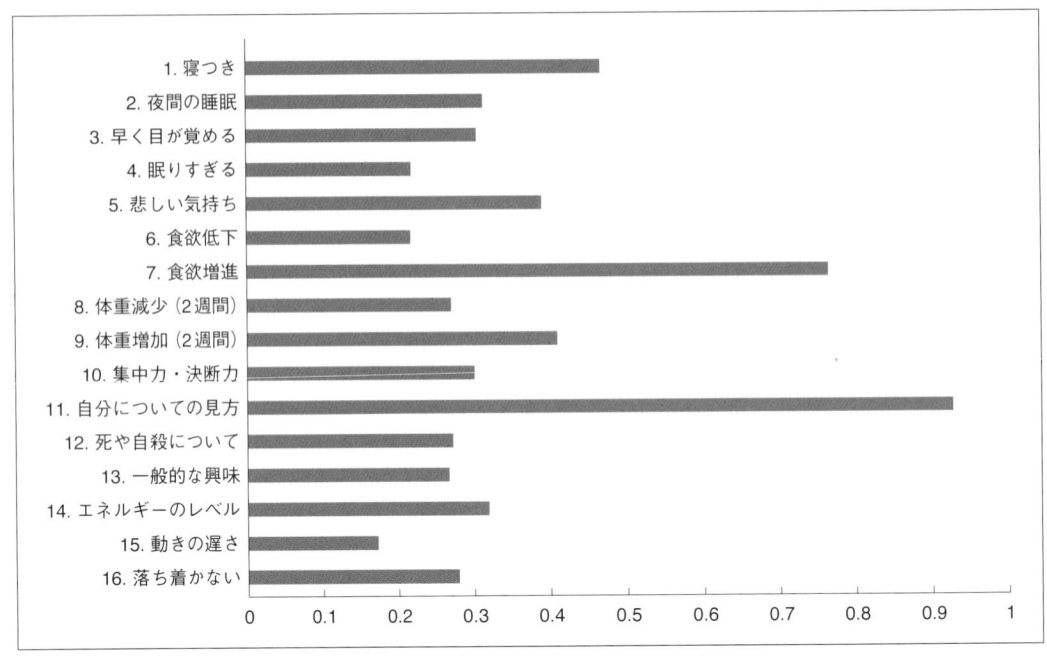

図6-3　抑うつ尺度各項目の平均得点

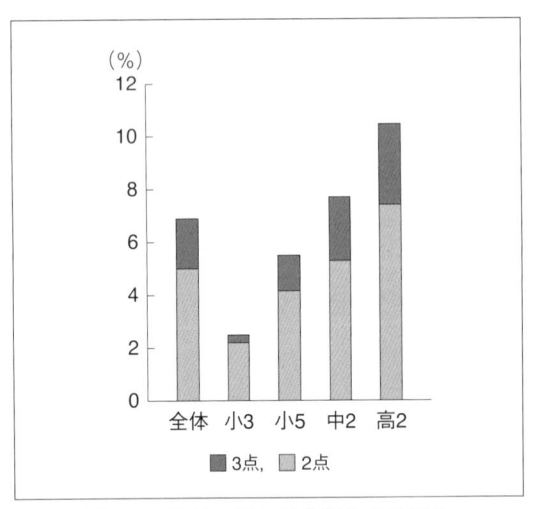

図6-4　抑うつ尺度の自殺念慮の割合

#### b. 躁傾向について

　躁症状評価尺度（MEDSCI）は，現在（最近1～2週間）と過去の状態について問うものであるが，ここでは現在（最近1～2週間）の状態の結果のみを記載する。現在の躁症状の平均得点および標準偏差は，対象者全体では4.0±4.0（男子4.1±4.3，女子3.9±3.8），小学3年生　3.2±3.6（男子3.1±3.5，女子3.3±3.8），小学5年生　3.7±3.7（男子3.4±3.5，女子4.0±

3.8），中学2年生　4.2±4.0（男子4.2±4.1，女子4.2±3.9）。高校2年生　4.5±4.5（男子5.0±5.0，女子4.0±3.8）であった（図6-5）。MEDSCIのスコアを学年ごとに比較するために多重比較を行ったところ，小学3年生は小学5年生と有意な差はなく，中学2年生および高校2年の得点は小学生よりも有意に高くなることが確認された（$P<0.01$）。また，MEDSCIのスコアを男女別に比較したところ（対応のないt検定），高校2年生において男子が女子より優位に高かった（$P<0.01$）。

　MEDSCIにおいて，躁傾向があると判断されるカットオフスコアは12点である。最近1～2週間において躁傾向があった者は，全体で5.9%（男子6.6%，女子5.3%），小学3年生　3.6%（男子3.2%，女子4.0%），小学5年生　4.1%（男子2.6%，女子5.3%），中学2年生　5.8%（男子6.3%，女子5.4%），高校2年生　9.0%（男子11.5%，女子6.3%）であった。

#### c. 自閉傾向について

　自閉症スペクトラム指数（AQ-J）の結果，平均得点は，全体では19.7±6.2点（小学3年生　18.2±6.5点，小学5年生　18.5±6.2点，中学2年生　20.1±5.9点，高校2年生　21.1±5.8点）であった。また，

**JCOPY** 88002-771

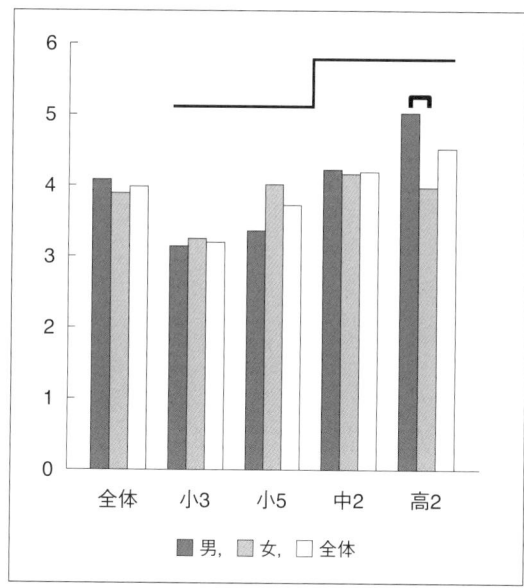

**図6-5　躁症状尺度の学年別, 男女別平均得点（現在）**
多重比較（Games-Howell法）：小3＜中2, 高2；小5＜中2, 高2
（P＜0.01）
対応のないt検定：男子＞女子（高2）（P＜0.01）

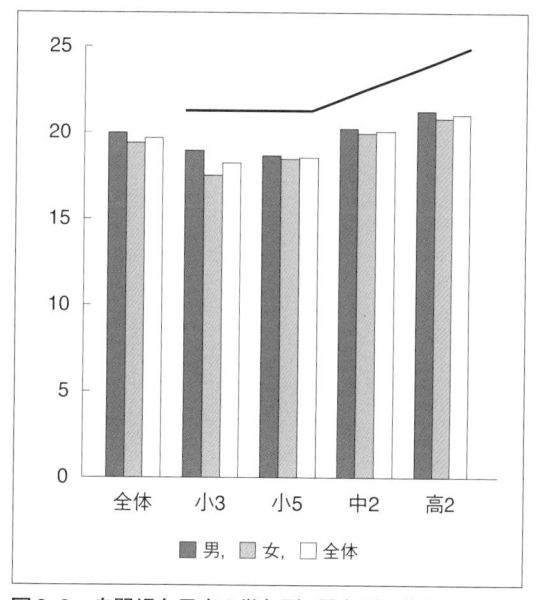

**図6-6　自閉傾向尺度の学年別, 男女別平均得点の比較**
多重比較（Games-Howell法）：小学生＜中2＜高2　（P＜0.01）
対応のないt検定：男子＞女子（小3）（P＜0.01）

AQ-Jスコアを学年ごとに比較するために多重比較を行ったところ, 小学生＜中学2年生＜高校2年生と学年が上がるごとにAQ-Jスコアが有意に高くなることが確認された（P＜0.01）（**図6-6**）。AQ-Jスコアを男女別に比較したところ, 小学3年生において男子が女子よりも有意に高い値であった（P＜0.01）。さらに,「自閉傾向あり」を30点以上とすると, 全体で5.1%, 小学3年生 3.0%, 小学5年生4.1%, 中学2年生 5.4%, 高校2年生 7.0%が「自閉傾向あり」と考えられた。

### d. 自己効力感について

　特性的自己効力感尺度（GSE）の学年別, 男女別平均得点を**図6-7**に示した。GSEの平均得点と標準偏差は, 全体で70.4±15.3（男子70.3±15.1, 女子70.4±15.5）, 小学3年生 74.5±16.0（男子73.0±16.3, 女子76.0±15.7）, 小学5年生 73.4±17.1（男子73.5±17.0, 女子73.2±17.3）, 中学2年生 69.2±14.8（男子70.2±14.7, 女子68.4±14.9）, 高校2年生 66.8±12.7（男子66.9±12.6, 女子66.8±12.8）であった。学年ごとに比較するために多重比較を行ったところ, 小学3年生と小学5年生の間では有意な差は認められなかったが, 小学生＜中学2年生＜高校2年生と学年が上がるごとにGSEのスコアが有

意に低下することが確認された（P＜0.01）。また, GSEのスコアを男女別に比較したところ, 男女差はなかった。

### e. ライフスタイルについて

　ライフスタイルに関して, 睡眠時間, 外遊びの時間, ゲームの時間, テレビ鑑賞の時間の平均時間および標準偏差, ならびに朝食摂取ありの割合を調査した。睡眠時間は全体で7.9±1.6（時間）で, 小学3年生9.2±1.2, 小学5年生8.8±1.0, 中学2年生7.6±1.3, 高校2年生6.6±1.5であった。多重比較（Games-Howell法, P＜0.01）を行うと小学3年生＞小学5年生＞中学2年生＞高校2年生のように学年が上がるごとに有意に短くなっていた。外遊びの時間は小学生＞中・高校生で小学生が有意に長くなっていた。テレビは小学3年生＜小学5年生, 中学2年生＞高校2年生であった。ゲームは小学3年生＜小学5年生＝中学2年生＝高校2年生となっていた。朝食摂取の割合は小学3年生＞小学5年生＞中学2年生＞高校2年生と学年が上がるごとに少なくなる傾向が認められた。

### f. QIDS-J, MEDSCI, AQ-J, GSEの相関関係

　抑うつ症状, 躁症状, 自閉傾向, 自己効力感の相互の関係を調べるために, QIDS-J, MEDSCI（現

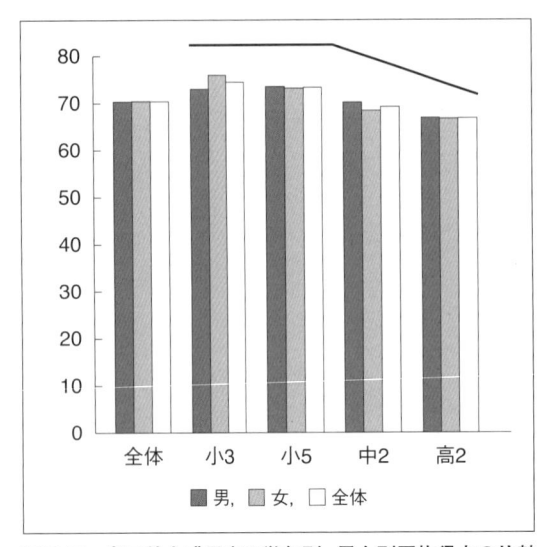

図6-7　自己効力感尺度の学年別, 男女別平均得点の比較
多重比較 (Games-Howell 法)：小学生＜中2＜高2　（P＜0.01）
対応のない t 検定：男女差なし

表6-1　うつ傾向, 躁傾向, 自閉傾向, 自己効力感の相関関係

| | QIDS-J うつ傾向 | MEDSCI 躁傾向 | AQ-J 自閉傾向 | GSE 自己効力感 |
|---|---|---|---|---|
| QIDS-J うつ傾向 | | 0.334 | 0.381 | −0.289 |
| MEDSCI 躁傾向 | | | ns | ns |
| AQ-J 自閉傾向 | | | | −0.469 |
| GSE 自己効力感 | | | | |

※ 値はピアソンの積率相関係数を示す。有意確率 P＜0.01
※ ns：not significant

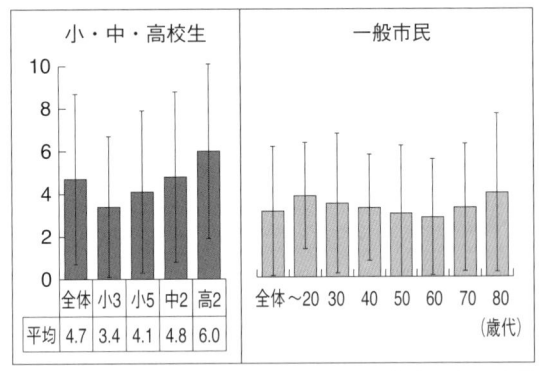

図6-8　抑うつ尺度得点の児童生徒と一般市民との比較

在), AQ-J, GSE の各スコア間において, ピアソンの積率相関係数を求め, その結果を**表6-1**に示した。QIDS-J と MEDSCI の間で正の相関関係が (相関係数0.33, $P＜0.01$), QIDS-J と AQ-J との間においても正の相関関係が (相関関係0.38, $P＜0.01$) 示された。しかし, MEDSCI と AQ-J では意味のある相関関係は認められなかった。また, QIDS-J と GSE の間で負の相関関係が (相関関係−0.29, $P＜0.01$), AQ-J と GSE の間においても負の相関関係が (相関関係−0.47, $P＜0.01$) 認められた。

### 2) 2016年度調査の考察

#### a. 抑うつ症状

##### ⅰ) 児童生徒の抑うつ傾向について

QIDS-J の学年別, 男女別平均得点は学年が上がるごとに有意に高くなっていた。また, 小学生では男女差はなかったが, 中学2年生と高校2年生では女子が男子より有意に高い値であった。この結果は, うつ病の有病率が児童期では男女差はないが, 青年期になると女性の割合が高くなり, 成人期には女性が男性の倍の有病率になるという事実を反映するものである。また, QIDS-J 得点が11点以上の抑うつ群の割合も学年が上がるごとに増えることが確認された。この抑うつ傾向の値を成人と比較してみたい。

われわれは, 2011年に千歳市が行った健康診断

の受診者に, 問診票とともに今回用いられたものと同じ QIDS-J を送付し, 調査への協力が得られた4,258人の一般市民の抑うつ傾向について調査した[12]。その結果, 今回の小・中・高校生の QIDS-J 得点は一般市民と比較して高い値であるということが明らかになったのである (**図6-8**)。また, 抑うつ群 (QIDS-J ≧11点) の割合を千歳市民と比較すると, 児童生徒の割合が千歳市民より高いことがわかる (**図6-9**)。

##### ⅱ) どのような抑うつ症状を示すのか

QIDS-J の各項目別の平均得点の上位は以下のようであった。第1位は項目11「自分についての見方」であった。これは自己評価の低さ, 自責感, 無価値感を問う質問項目である。第2位は項目7「食欲増進」, 第3位は項目1「寝つき」, 第4位は項目9「体重増加 (最近2週間で)」, 第5位は項目5「悲しい気持ち」であった。

自己評価の低さ, 自責感, 無価値感が強いことは, 後述する「自己効力感」の低さとも関連する問題で

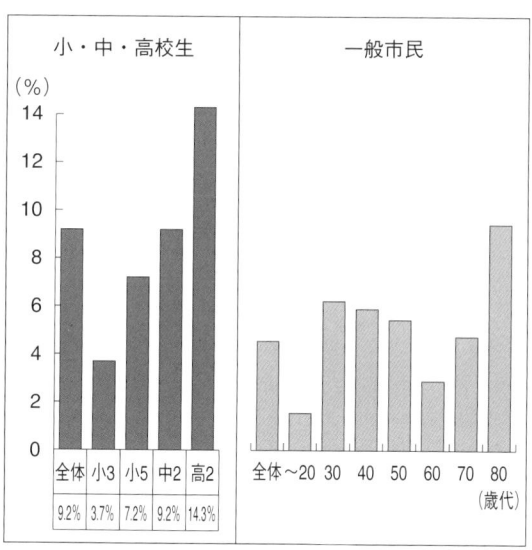

図6-9　抑うつ群の児童生徒と一般市民との比較

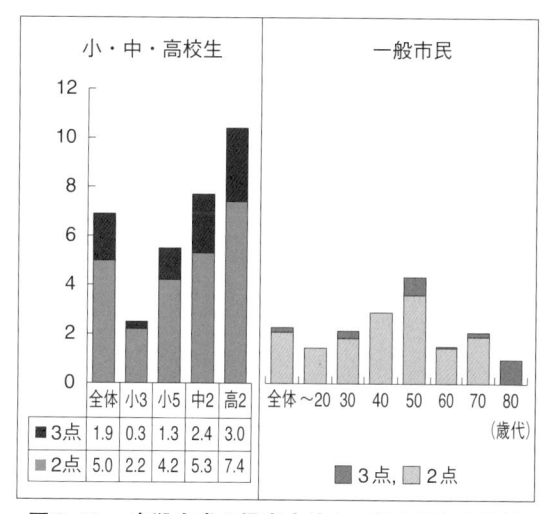

図6-10　自殺念慮の児童生徒と一般市民との比較

ある。自殺念慮，自殺企図とも密接に関連する事柄であると考えられる。

**iii）死や自殺についての考え**

項目12「死や自殺についての考え」は自殺念慮を推測する上で重要な質問である。配点2点および3点を「自殺念慮あり」とすると，学年が上がるごとに自殺念慮の割合は増加していた。また，「自殺念慮あり」の割合を千歳市民と比較すると，児童生徒における「自殺念慮あり」の割合が高いことが確認された（**図6-10**）。

**b. 躁症状**

躁症状評価尺度（MEDSCI）において，現在の躁症状の平均得点は，小学3年生は小学5年生と有意な差はなく，中学2年生および高校2年生の得点は小学生よりも有意に高くなることが確認された。また，MEDSCIのスコアを男女別に比較したところ，高校2年生において男子が女子より優位に高かった。

児童・青年期の躁状態の診断は難しい。修学旅行前や運動会の前では，健康な児童・生徒でも躁状態に近い状態を示すからである。自己記入式評価尺度ではfalse positive が多くなることは否めない。そのため解釈には慎重な判断が必要である[2]。

**c. 自閉傾向**

自閉症スペクトラム指数（AQ-J）の結果，平均得点は小学生＜中学2年生＜高校2年生と学年が上

がるごとにAQ-Jのスコアが有意に高くなることが確認された。さらに，「自閉傾向あり」を30点以上とすると[8]，学年が上がるごとに自閉傾向が高くなる傾向が認められた。

AQ-Jは自己記入式であるため，児童生徒自身が自らの自閉傾向に気づいている割合と考えられる。したがって，中学生，高校生と年齢が上がるにつれ高くなっていると考えられる。各学年3～7％の割合で自覚的に学習面や行動面における困難あるいは生きづらさを感じている児童生徒が存在するという事実は認識しておく必要がある。

**d. 自己効力感**

自己効力感や自己評価の高さは抑うつや自殺を予防する大きな要因になり，逆にその低さは抑うつや自殺と関連があると考えられている。今回の特性的自己効力感尺度（GSE）の結果は，平均得点を学年別にみると小学生＞中学2年生＞高校2年生と学年が上がるごとにGSEのスコアが有意に低下することが確認された（$P < 0.01$）。男女差はなかった。

成田ら[10]は，13～92歳までの一般市民1,641人に同じGSEを施行した研究を報告している。その結果，平均得点および標準偏差は，全体で76.5 ± 13.7（男性77.9 ± 13.9，女性75.3 ± 13.4）であった。一般市民のGSEスコアと比較すると，小学生はおおむね同様の値であるが，中学2年生，高校2年生と学年が上がるにつれGSEスコアは有意に低下していた。われわれは，この事実をきちんと認識する

必要がある。その上で，自己効力感や自己評価を高めるためにはどうしたらよいかを検討し，対策を考えていかなければならない。

### e. ライフスタイル

児童生徒のライフスタイルについては，結果に述べた通りであり，これまでのわが国の多くの調査結果とおおむね同様の結果であった。

### f. 抑うつ症状，躁症状，自閉傾向，自己効力感の相関関係

抑うつ症状，躁症状，自閉傾向，自己効力感の相関関係は，抑うつ傾向と躁傾向の間および抑うつ傾向と自閉傾向との間において正の相関関係が示された。また，抑うつ傾向と自己効力感の間および自閉傾向と自己効力感の間において負の相関関係が認められた。

すなわち，抑うつ傾向のある児童生徒は躁傾向もあり，かつ自閉傾向も存在するということである。これは，第1に児童・青年期のうつ病は成人と比較して，双極性障害に発展する可能性が高いことと関連があると思われる[3]。第2に，児童・青年期のうつ病は，単独で出現するよりも発達障害（自閉スペクトラム症：ASD，注意欠如・多動症：ADHDなど）と併存することが多いという臨床結果と関連するということができる[3]。

また，抑うつ傾向のある児童生徒および自閉傾向のある児童生徒は自己効力感が低いということが明らかになった。抑うつ傾向が高まれば自己効力感が低下すること，また自閉傾向が存在し，生きづらさを抱えている児童生徒は自己効力感が低下することは理解できることである。翻って考えると，自己効力感を高めることが抑うつ傾向を改善し，自閉傾向のある児童生徒の情緒や行動を改善する可能性が示唆されたということもできるだろう。

## 3. 2011年度の調査結果との比較

### 1) 2011年度の調査の概要

2011年度に行われた調査では，小学校は24校が抽出され，小学3年生650人，小学5年生711人であり，中学校は28校が抽出され，中学2年生847人であり，高校は28校が抽出され，高校2年生1,527人であり，合計3,735人が対象となった[7]。

調査票は，簡易抑うつ症状尺度（QIDS-J），躁症状評価尺度（MEDSCI），自閉症スペクトラム指数

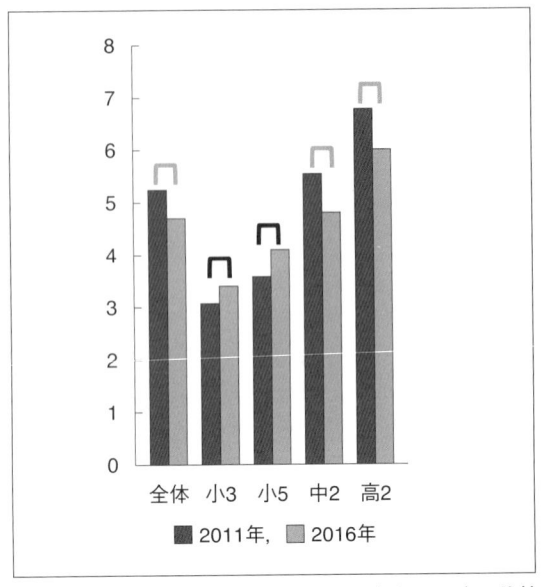

**図6-11 抑うつ尺度平均スコアの2011年と2016年の比較**
対応のないt検定（$P<0.01$）　全体　2011年＞2016年
小3　2011年＜2016年（$P<0.04$）　小5　2011年＜2016年
中2　2011年＞2016年　高2　2011年＞2016年

（AQ-J），およびライフスタイルからなる「心の健康に関する調査用紙」を用い，無記名によるアンケート調査を行った。2016年度調査と異なるのは，特性的自己効力感尺度（GSE）は使用していない点である。

### 2) 2011年度調査結果と2016年度調査結果の比較

2011年度調査においては男女差を算出していないため，2011年度と2016年度の比較は全体および学年別の値を対象とする。

#### a. 抑うつ症状について

#### i) QIDS-Jスコアの比較

抑うつ症状評価尺度（QIDS-J）の平均スコアの値を，全体および学年別で2011年と2016年を比較してみると**図6-11**のようになる。対応のないt検定を行ったところ，全体のQIDS-J平均スコアは，2011年＞2016年と2016年で有意に低下していた（$P<0.01$）。学年別でみると，小学3年生（2011＜2016，$P<0.04$）と小学5年生（2011＜2016，$P<0.01$）でQIDS-J平均スコアは2016年で有意に高くなっているのに対し，中学2年生（2011＞2016，$P<0.01$）と高校2年生（2011＞2016，$P<0.01$）においては2016年で有意に低下しているという逆転現象が生じていた。

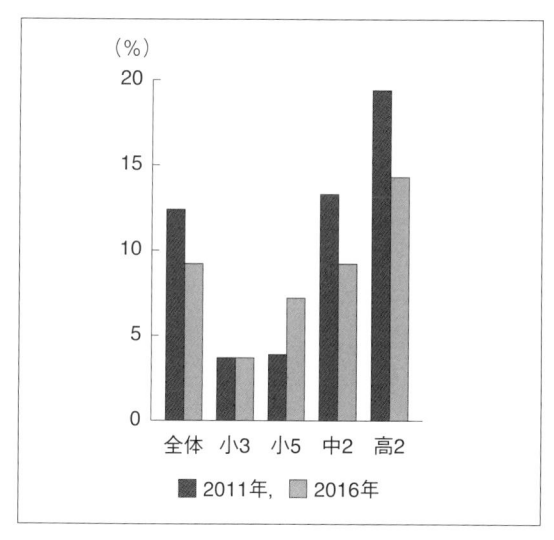

図6-12　抑うつ群の2011年と2016年の比較

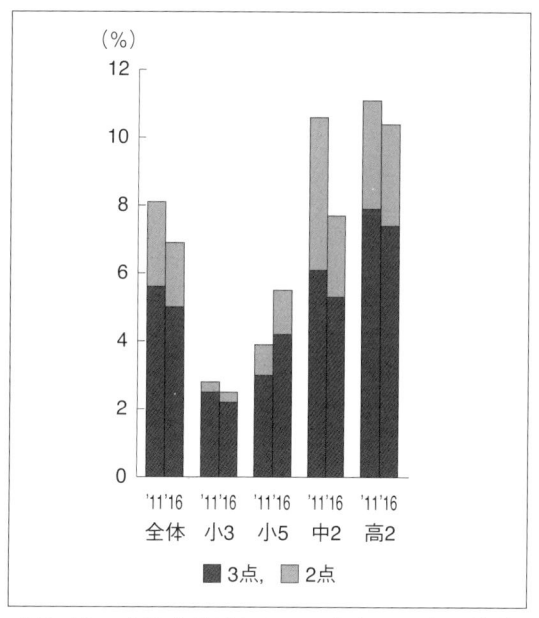

図6-13　自殺念慮割合の2011年と2016年の比較

　また，QIDS-Jの各項目の平均得点を比較してみると，2011年と2016年ではおおむね同じ結果であった。いずれにおいても項目11「自分についての見方」がきわめて高い得点を示した。

ⅱ）抑うつ群の比較

　QIDS-J得点11点以上を抑うつ傾向あり（抑うつ群）として，2011年と2016年を比較したものが**図6-12**である。全体では2016年で低下傾向である。小学3年生では変わらず，小学5年生では2016年で増加傾向であるが，中学2年生および高校2年生では2016年で低下傾向であり，ここでも逆転現象が生じている。

ⅲ）自殺念慮割合の比較

　項目12「死や自殺についての考え」において，2点および3点の者を「自殺念慮あり」とした場合，2011年と2016年を比較すると**図6-13**のようになる。全体では2016年において自殺念慮の割合は低下傾向である。学年別でみると，小学3年生では変わらず，小学5年生は2016年で増加傾向であり，中学2年生および高校2年生では2016年で低下傾向となっており，ここでも逆転現象が生じている。

b. 躁症状について

　現在の躁症状評価尺度（MEDSCI）の平均スコアの値を全体および学年別で2011年と2016年を比較してみると**図6-14**のようになる。対応のないt検定を行ったところ，全体のスコアは2016年で有意

に低下していた。学年別では中学2年生において2016年で有意に低下していた（$P < 0.01$）。MEDSCIにおいて躁傾向が判断される躁傾向群（カットオフスコア12点≦）は，現在の躁傾向群割合，過去の躁傾向群割合を2011年と2016年で比較してみると，学年によってさまざまであり，一定の傾向を確認することはできなかった。

c. 自閉傾向について

　AQ-Jの平均スコアの値を，全体および学年別で2011年と2016年を比較してみると**図6-15**のようになる。対応のないt検定を行ったところ，全体では2016年が有意に低下しており（$P < 0.01$），学年別では中学2年生においても（$P < 0.025$），高校2年生においても（$P < 0.012$），2016年で有意に低下していた。

　AQ-J≧30の自閉傾向群の割合を，2011年と2016年で比較してみると，全体では2016年で低下傾向であり，小学3年生と小学5年生ではほとんど変わらず，中学2年生と高校2年生では低下傾向であった。

d. ライフスタイルについて

　ライフスタイルの睡眠，外遊び，テレビ，ゲーム，朝食摂取の割合それぞれにおいて，2011年と2016年を比較してみると，外遊びの時間においては，2016年

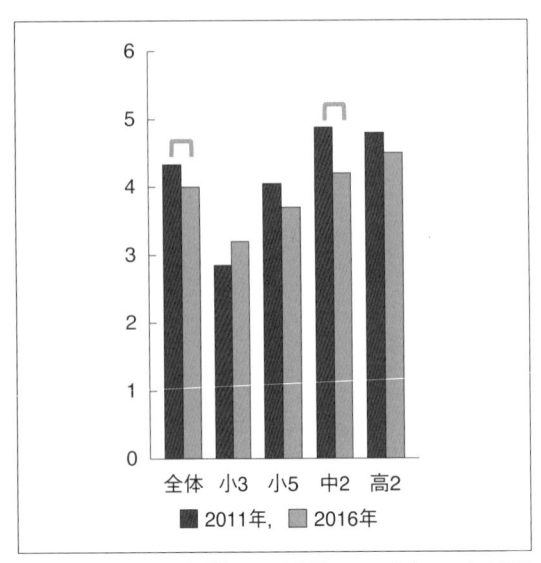

**図6-14** 躁症状尺度平均スコア（現在）の2011年と2016年の比較
対応のないt検定（$P < 0.01$）　全体　2011 > 2016
中2　2011 > 2016

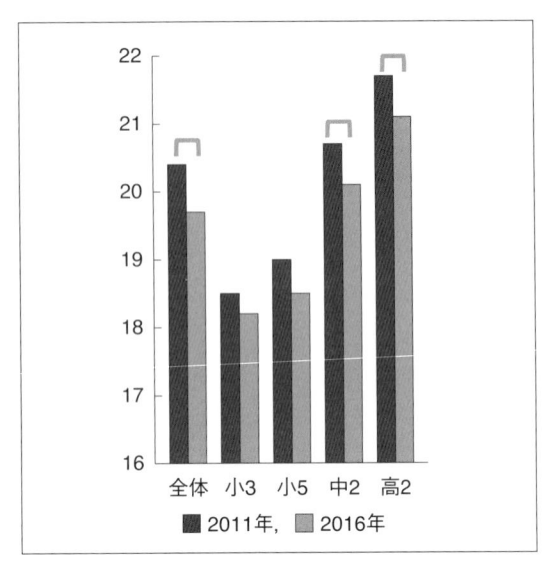

**図6-15**　自閉傾向尺度の2011年と2016年の比較
対応のないt検定　全体　2011 > 2016（$P < 0.01$）
中2　2011 > 2016（$P < 0.025$）　高2　2011 > 2016（$P < 0.012$）

で全体として減少傾向にあるが，小学3年生だけが有意に減少していた。テレビの視聴時間においては，2016年で全体として有意に減少していた。また，ゲームの時間においては，2016年で全体として有意に増加していた。

### 3) 考察

#### a. 抑うつ症状の比較

抑うつ症状評価尺度（QIDS-J）の平均スコア，抑うつ群（≧QIDS-J得点11点）の割合，および自殺念慮の割合ともに，2011年に比べて2016年においては，全体では低下傾向にあった。しかし，小学生では増加傾向にあり，中学・高校生では低下傾向という逆転現象が生じていた。このことは何を意味するのであろうか。

わが国の自殺者数および自殺率について考えてみたい。わが国の自殺者数は1998年以降，14年連続して30,000人を超える状態が続いていたが，2012年に15年ぶりに30,000人を下回り，2016年には21,897人となった。北海道の児童生徒の心の健康に関する調査は，まだ自殺者が30,000人を超えていた2011年と，自殺者数が減少した2016年に行われたのである。自殺者数と抑うつ症状および自殺念慮はきわめて関連の深い項目であるゆえ，この変化を考察することには大きな意味があると考えられる。

第1章の年齢別自殺者数の年次推移をみると

（p.11 図1-5参照），自殺者数の減少は50歳代および60歳以上の中高年の自殺者数の減少によるものであることがわかる。若者をみると，10歳代および20歳代は横ばいである。また，年齢階級別の自殺死亡率の推移をみると（p.12 図1-6参照），50歳代および60歳以上の自殺率は減少傾向にあることが認められる。若者をみると，19歳以下の自殺率は1998年に倍増したまま高止まりの状態が続いており，20歳代の自殺率は，1998年から上昇を続け，2011年をピークとして，以後は漸減傾向にあることがわかる。

中高年の自殺者数および自殺率の低下は，国を挙げた自殺予防対策が功を奏している可能性はあるが，若者，とくに小・中・高校生に対する自殺予防対策はほとんど行われていないのが実情である。したがって，中学生・高校生の抑うつ傾向の低下において自殺予防対策が功を奏したとは考え難い。

自殺者数と失業率は密接な関係があると指摘されている。1980 ～ 2016年までの自殺者数の年次推移と失業率の年次推移を比較したのが**図6-16**である。自殺者数と失業率が密接な関係をもち，同じような推移を示していることがわかる。

2016年度の高校生の卒業生のうち18.0%（2016年3月）が就職を希望し，その就職率は97.7%と高率であった[9]。また高校生の進学率（大学，短大，専

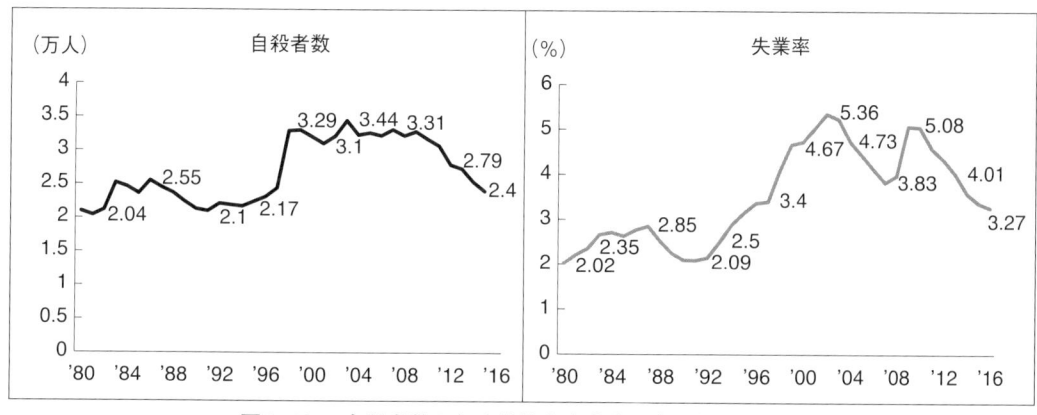

図6-16　自殺者数の年次推移と失業率の年次推移の比較

門学校）も80.0％と過去最高を示した。以上のことから，わが国の失業率の低下および進学率の上昇が中学生・高校生の抑うつ傾向の低下と関連があると考えることが可能である。

　小学生における抑うつ傾向の増加については，理由は不明である。少なくともわが国の失業率の低下および進学率の上昇が小学生年代には影響を与えていないと考えられる。したがって，決して若年世代全体の抑うつ傾向が低下傾向に向かっていると楽観することはできない。今後は，若年世代をターゲットにした心理教育や自己評価・自己効力感を高めるアプローチが必要であると考えられる。

### b. 躁症状の比較

　現在の躁症状評価尺度（MEDSCI）の値は，全体のスコアは2016年で有意に低下しており（$P < 0.01$），学年別では中学2年生において2016年で有意に低下していた（$P < 0.01$）。これは，躁症状（MEDSCI値）と抑うつ症状（QIDS-J値）が正の相関を示すことと関連があると思われた。しかし，躁傾向群の割合（現在）においては，学年によってさまざまであり，一定の傾向を確認することはできなかった。

### c. 自閉傾向の比較

　自閉傾向について2011年と2016年を比較してみると，全体では2016年で低下していた。学年別では中学2年生および高校2年生において2016年で低下していた。自閉傾向群（≧AQ-J30点）の割合は，中学2年生と高校2年生において2016年で低下傾向が認められた。AQ-Jスコアの低下傾向について，以下の3つの要因から考察してみたい。

　第1に，自閉傾向（AQ-J）と抑うつ傾向（QIDS-J値）が正の相関を示すことである。すなわち，中学生・高校生のQIDS-J値が低下したため，AQ-J値も低下した可能性が考えられる。実際の臨床例においても，うつ病の症状が治療によって改善すると，併存する自閉傾向も目立たなくなる事例は少なくない。

　第2に，2011年よりも2016年において，いわゆる「発達障害」の認識は一般にも，高校生や中学生の間にも広まったことである。今回の調査で用いた自閉症スペクトラム指数（AQ-J）は自己記入式尺度であるため，児童生徒が自らの自閉傾向に気づいている割合を示している。発達障害の社会的認知度が高まってきたために，むしろ「自分のことを発達障害と思いたくない」「自分のことを発達障害と思われたくない」という心理が働いて低得点の項目にチェックした可能性も否定できない。

　第3に，小・中・高校生のスマートフォンやソーシャルメディアなどの利用が増えたことである。それによってコミュニケーションの質はともかく，コミュニケーションの量においては増加したと思われる。デジタルアーツ社によれば[4, 15]，2016年のスマートフォン使用率は，小学生 40.8％（2011年11月は6.6％），中学生 62.1％（2011年11月は10.2％），高校生 99.0％（2011年11月は26.5％）とこの4年間で飛躍的な増加を示している。自閉傾向が高い人たちも，ソーシャルメディアにおけるコミュニケーションにおいては比較的困難を感じずに交流しやすいと考えられる。その結果，自らのコミュニケーションの苦手さを感じる機会が減ったため，AQ-J

スコアの低下に影響を及ぼした可能性も否定できない。

#### d. ライフスタイルの比較

ライフスタイルについては，2011年と比較して2016年では，外遊びの時間が減少傾向にあり，テレビの視聴時間が有意に減少し，ゲームの時間が有意に増加していた。この理由はさまざまに考えられるが，前述に示したようなスマートフォンやソーシャルメディアの利用増加に伴い，児童生徒の興味が外遊びやテレビからスマートフォンやソーシャルメディアへ変わりつつあるということが1つの理由としてあげられるかもしれない。

## Ⅱ 自殺意識調査2016

### 1. 調査の概要

2016年9月，日本財団は全国約40,000人を対象に実施した自殺意識調査の結果を発表した[11]。これは，日本全国における自殺念慮と自殺未遂の実態を明らかにすることで，自殺対策の必要性について社会の機運を醸成し，自殺対策の推進に寄与することを目的として行われたものである。

対象は，全都道府県の20歳以上の男女であり，方法はインターネット調査を用いた。その結果，回収数は44,255人，そのうち有効回答数は40,436人であった。

調査項目は以下の通りである。
① 基本属性（Q1 ～ 3）
② 心に関する尺度・社会とのつながり・自己有用感・問題解決能力について（Q4 ～ 19）
③ ライフイベント（現在，過去の出来事，これまでに経験したこと）について（Q20, 21）
④ 身近な人間関係について（Q22 ～ 27）
⑤ 居住形態，就学・就業，健康状況について（Q28 ～ 38）
⑥ 死生観，自殺に関する意識・経験について（Q39 ～ 50）
⑦ 家計の状況について（Q51 ～ 53）

### 2. 調査結果：10のファクト

調査の結果，以下の10のファクト（事実）が明らかになった。1つひとつ解説していく。
① 4人に1人が「本気で自殺したいと考えたことがある」と返答した

全体の25.4%が「本気で自殺したいと考えたことがある」と返答した。自殺念慮の時期に関しては，「過去1年以内」と答えた人は13.5%（全体の3.4%）であり，そのうち「いま現在」と答えた人は6.2%（全体の1.6%）であった（図6-17）。2008年に内閣府が行った調査によれば，「本気で自殺を考えた経験がある」と答えた人は全体の19.1%であったことから，今回の結果はその割合が大きく増加している。

図6-18には性別・年代別の自殺念慮を示した。性別では，女性28.4%，男性22.6%と女性が有意に高かった。年代別にみると，若年層の自殺念慮の割合が高いことがわかる。年齢が高くなるにつれて，自殺念慮は低くなっていった。

図6-19には自殺念慮の原因を示した。原因を「家庭問題」「健康問題」「経済生活問題」「勤務問題」「男女問題」「学校問題」の6項目に分けて質問したところ（複数回答），自殺念慮者の65.5%が2つ以上の原因で自殺を考えており，複合的な原因が重なって自殺念慮に至っていることがわかる。

② 自殺未遂経験者は全国で535,000人と推計された

過去1年以内の自殺未遂経験者は535,000人と推計された。その内訳は，男性264,000人，女性271,000人であった。年代別にみた過去1年以内の自殺未遂経験者は，20歳代：151,000 ～ 234,000人，30歳代：128,000 ～ 204,000人，40歳代：72,000 ～ 132,000人，50歳代：21,000 ～ 57,000人，60 ～ 64歳：2,000 ～ 18,000人，65歳以上：4,000 ～ 41,000人と推定された。自殺未遂経験者も20歳代，30歳代といった若年層に多かった。

また，過去1年以内の自殺未遂経験者の未遂回数を質問したところ，女性では1回だけ20.6%，2 ～ 3回30.4%，4回以上49.0%で，男性では1回だけ28.6%，2 ～ 3回が34.4%，4回以上が37.1%であり，複数回の自殺未遂を経験している人が多かった。

図6-20には自殺未遂経験の原因を示した。自殺未遂経験者（過去1年以内）の81.4%が2つ以上の原因で未遂に至っており，上述した自殺念慮の原因と同様に複合的な原因が重なり自殺未遂に至ったことが推察された。

③ 5人に1人が身近な人を自殺で亡くしている

全体の5人に1人（21.7%）が身近な人を自殺で亡くしていることが明らかになった（図6-21）。身近な人とは，家族（11.3%），友人（10.1%），恋人

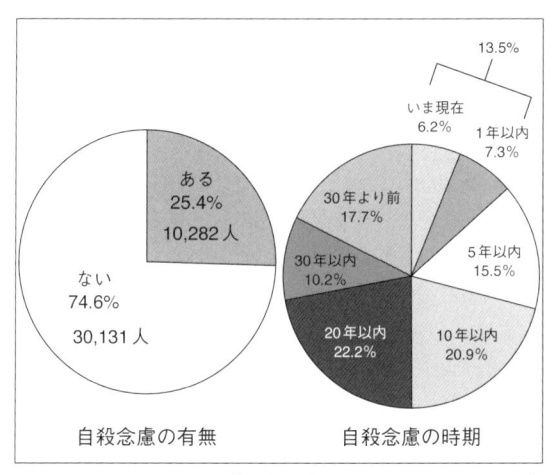

**図6-17　4人に1人が「本気で自殺を考えたことがある」**

25.4%が「本気で自殺したいと考えたことがある」
（以下「自殺念慮あり」）
「過去1年以内」：13.5%（全体の3.4%）
うち「いま現在」：6.2%（全体の1.6%）
　　　（日本財団：日本財団自殺意識調査2016（結果概要）. 2017）

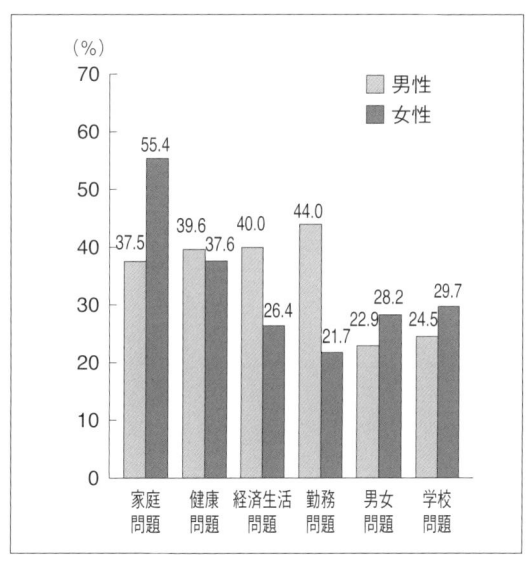

**図6-19　自殺念慮の原因**

（日本財団：日本財団自殺意識調査2016（結果概要）. 2017）

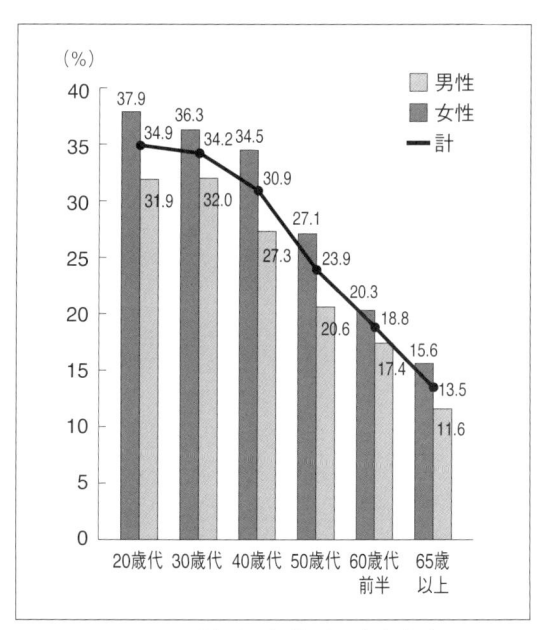

**図6-18　性別・年代別の自殺念慮**

（日本財団：日本財団自殺意識調査2016. 2017[11]）

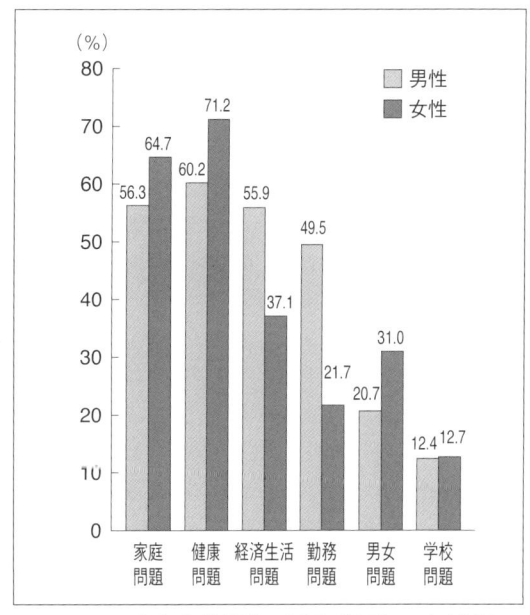

**図6-20　自殺未遂経験の原因（性別・1年以内）**

（日本財団：日本財団自殺意識調査2016（結果概要）. 2017）

（0.3%）である。「身近な人を自殺で亡くした人」の33.9%が自殺念慮を抱き（全体平均25.4%），10.4%が自殺未遂を経験していた（全体平均7.0%）。そのうち，「恋人を亡くした人」は自殺念慮59.4%，自殺未遂経験38.6%ときわめて高く，「同居している家族を亡くした人」は自殺念慮40.2%，自殺未遂経験

16.1%と2番目に高い値を示した。

④若年層（20～39歳）は最も自殺リスクが高い
　世代である

　ファクト①でも示したが（**図6-18**），若年層（20～39歳）は最も自殺リスクが高い世代であった。具体的には，若年層（20～39歳）の自殺念慮は34.5%（全

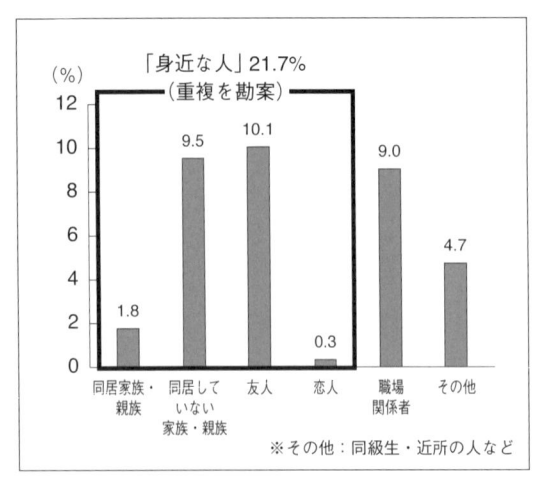

図6-21　5人に1人が身近な人を自殺で亡くしている

（日本財団：日本財団自殺意識調査2016. 2017[11]）

世代25.4%）で，過去1年以内の自殺未遂は1.28%（全世代0.6%）であった。

　過去1年以内に自殺未遂経験のある若年層（20〜39歳）が直面していたライフイベントとしては，男女共通のものは，「被虐待」「貧困（生活苦・家計の余裕のなさ）」「看護・介護疲れ」「ひきこもり」「いじめ」「精神疾患（うつ）」「進路の悩み」「薬物依存」であり，男性特有のものは，「離婚」「事業不振」「失恋」「倒産失業」「アルコール依存」であり，女性特有のものは，「家庭内暴力」「家族の不和」「子育ての悩み」「精神疾患（うつ）」であった。

　⑤その他の自殺のリスクの高い人とは

　孤独感という観点からみると，「他者に頼ることができず，人間は理解・共感できないと思っている人」が自殺のリスクが高かった。死生観という観点からみると，「死に対する恐怖感が低い人」の31.1%が自殺念慮を呈し，「生を全うする意思が弱い人」の54.9%が自殺念慮を示した。その他の自殺のハイリスクグループとしては，自殺未遂経験者（1年以内）と自殺未遂経験がない人との比較では，失業（調整済オッズ比：1.75），配偶者死別（1.47），配偶者離別（1.28），恋人あり（1.20），家族と同居（1.14），女性（1.12）という結果であった。

　⑥自殺のリスクを高める要因

　自殺のリスクを高める主な要因について，自殺未遂経験者（1年以内）と自殺未遂経験がない人と比較すると次のようになった（数字は調整済オッズ

比）。まず，現在の要因としては，①家族などからの虐待（被虐待）：2.48，②家族の死亡：1.60，③職場や学校でのいじめ：1.59，④生活苦：1.39，⑤家庭内暴力：1.33，⑥アルコール依存：1.31，⑦負債（多重債務など）：1.27となった。過去の要因としては，①アルコール依存：1.96，②薬物依存：1.68，③被虐待：1.49，④職場環境の変化：1.31，⑤事業不振：1.27であった。

　次に，自殺のリスクを高める過去・現在の要因の組み合わせとしては次のような結果となった（数字は調整済オッズ比）。①被虐待（過去）＋被虐待（現在）＋家庭内暴力（現在）：72.3，②被虐待（過去）＋生活苦（現在）＋アルコール依存（現在）：26.7，③被虐待（過去）＋被虐程（現在）＋家族の死亡（現在）：10.4，④アルコール依存（過去）＋アルコール依存（現在）＋生活苦：3.0，⑤被虐待（過去）＋被虐待（現在）＋生活苦（現在）：2.1となっており，リスク要因が組み合わされると自殺リスクがきわめて高くなることがわかる。

　⑦自殺のリスクを抑える要因

　自殺のリスクを抑える要因としては，「自己有用感」「社会問題解決力」「共感力」の3つをあげることが可能であった。第1に，家庭のなかでの「自己有用感」が高いと，すなわち家庭のなかに居場所があると，自殺のリスク要因（過去の被虐待＋現在の生活苦）があっても自殺のリスクが低いことが明らかになった。第2に，「自分には問題を解決できる能力がある」というポジティブ思考があると，自殺のリスク要因（過去の被虐待＋現在の生活苦）があっても自殺のリスクが低いことがわかった。第3に，「人間は理解や共感ができる」と考えることができると，自殺のリスク要因（過去の被虐待＋現在の生活苦）があっても自殺のリスクが低いことが明らかになったのである。

　また，「理想の幸福感」と「現在の幸福感」を比較すると，「理想の幸福感」よりも「現在の幸福感」が高い人のほうが自殺未遂の経験が少ないことがわかった。

　⑧半数以上が自殺のことで相談しなかった

　驚くべきことに，「本気で死にたいと思っても誰にも相談しなかった」と答えた人が73.9%を占めた。2008年の調査でも同じ質問をしているが，60.4%が「相談したことはない」と答えていた。また，「自殺

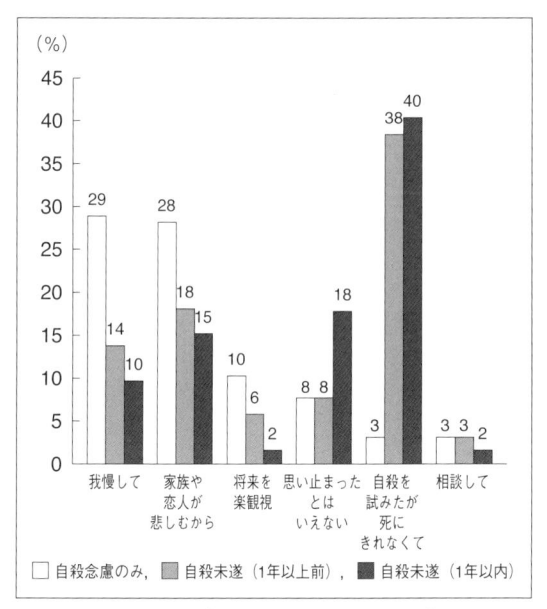

**図6-22　自殺を思い止まった理由**
(日本財団：日本財団自殺意識調査2016. 2017[11])

未遂をしたときに誰にも相談しなかった」と答えた人は51.1％であった。「援助希求力」の乏しさを示していると考えられ，その傾向が強くなっている可能性が示唆された。

　⑨住み続けたいという人が多い地域は自殺リスクが低い地域である

　その地域に住み続けたいという人が多い地域は，本気で自殺したいと思ったことがある人および自殺未遂経験者が少ないことが明らかになった。地域によるリスク因子はその他にも種々存在すると考えられる。

　⑩自殺を思い止まった理由

　図6-22に自殺を思い止まった理由について示した。1年以内の自殺未遂において自殺を思い止まった理由は，第1は「自殺を試みたが死にきれなくて」40％，第2は「思い止まったとはいえない」18％，第3は「家族や恋人が悲しむから」15％，第4は「我慢して」10％，第5は「将来を楽観視」および「相談して」がともに2％となっている。「自殺を試みたが死にきれなくて」が圧倒的に多くなっている。

## 3. 自殺対策の方向性への提言

　以上の結果から，自殺対策の方向性への提言として，①社会全体の課題として自殺対策に取り組む，②「生きることの包括的な支援」として自殺対策を推進する，③さまざまな分野の関係者が連携して総合的に対策を行う，④若年層や自殺未遂者など自殺のハイリスクグループへの支援を強化する，⑤誰にとっても「生き心地のよい地域」を作ることが自殺対策になるの5項目を提言している。

## 4. 自殺意識調査のまとめ

　2008年に自殺意識調査が初めて全国一斉に行われたが，対象は3,000人で1,808人から回答を得たものであった。今回の調査は，方法は異なるものの，対象数が40,000人を超えており，より信頼性が高い調査となったと思われる。そのなかで，「本気で自殺したいと考えたことがある」と答えた人が25.4％にのぼったこと，これまでに自殺未遂したことがあると答えた人は全体の6.8％であり，その数は全国で530,000人と推計されたことは注目すべき点である。2016年のわが国の自殺者は21,897人で，2010年以降は7年連続で減少しているが，現実には深刻な状況は依然続いており，とくに若年層への対策の強化が求められていると考えられた。

## REFERENCE

1) Baron-Cohen S, Wheelwright S, Skinner R, et al.：The Autism-spectrum quotient（AQ）：evidence from Asperger syndrome/high-functioning autism, males and females, scientists and mathematicians. J Autism Dev Disord 31：5-17, 2001

2) 傳田健三：児童・青年期の気分障害の診断学—MINI-KIDを用いた疫学調査から—. 児童青年精神医と近接領域 49：286-292, 2008

3) 傳田健三：「子どものうつ病」再考　児童青年精神医と近接領域 57：415-424, 2016

4) DigitalArts：未成年の携帯電話・スマートフォン利用実態調査. 2017
（http://www.daj.jp/company/release/common/data/2016/022201.pdf）参照：2017年2月25日

5) 藤澤大介，中川敦夫，田島美幸，他：日本語版自己記入式簡易抑うつ尺度（日本語版QIDS-SR）の開発. ストレス科 25：43-52, 2010

6) 稲田俊也 編著：YMRSを使いこなす. じほう，東京，2012

7) 井上貴雄，佐藤祐基，宮島真貴，他：小・中・高校生における抑うつ症状，躁症状および自閉傾向. 児童青年精神医と近接領域 54：571-587, 2013

8) 栗田　広，長田洋和，小山智典，他：自閉症スペクトル指数日本版（AQ-J）のアスペルガー障害に対するカッ

トオフ. 臨精医 **33**：209-214, 2004

9）文部科学省：平成28年3月高等学校卒業者の就職状況（平成28年3月末現在）に関する調査について. 2016（http：//www.mext.go.jp/b_menu/houdou/28/05/1371065.htm）参照：2017年2月25日

10）成田健一, 下仲順子, 中里克治, 他：特性的自己効力感尺度の検討―生涯発達的利用の可能性を探る―. 教心理研 **43**：306-314, 1995

11）日本財団：自殺意識調査2016. 2107（http：//www.nipponfoundation.or.jp/news/pr/2016/102.html）参照：2017年2月25日

12）大澤茉梨恵, 井上貴雄, 安井勇輔, 他：一般市民における抑うつ傾向―自殺予防対策としてのうつスクリーニング事業から―. 臨精医 **43**：249-257, 2014

13）Rush AJ, Trivedi MH, Ibrahim HM, et al.：The 16-item quick inventory of depressive symptomatology (QIDS), clinician rating (QIDS-C), and self-report (QIDS-SR)：A psychometric evaluation in patients with chronic major depression. Biol Psychiatry **54**：573-583, 2003

14）Sherer M, Maddux JE, Mercandante B, et al.：The self-efficacy scale：Construction and validation. Psychol Rep **51**：663-671, 1982

15）総務省：平成26年情報通信メディアの利用時間と情報行動に関する調査報告書. 2015（http：//www.soumu.go.jp/menu_news/s-news/01iicp01_02000028.html）参照：2017年2月25日）

16）Young RC, Biggs JT, Ziegler VE, et al.：Young Mania Rating Scale. Handbook of Psychiatric Measures. American Psychiatric Association, Washington, DC, 540-542, 2000

JCOPY 88002-771

# 第7章

# 自殺予防の実際：
# エビデンスのある自殺予防戦略とは

Ⅰ. Mann らによるレビュー（1966～2005年）

Ⅱ. Zalsman らによるレビュー（2005～2014年）

# 自殺予防の実際：エビデンスのある自殺予防戦略とは

## I Mannらによるレビュー（1966～2005年）

　Mannら[28]は2005年，The Journal of the American Medical Association（JAMA）誌に"Suicide Prevention Strategies : A Systematic Review"と題して，1966～2005年までの40年間に公表された自殺予防関連の論文のレビューを報告した。その内容は過去の論文を厳選し，世界15ヵ国から専門家が集まって，自殺予防戦略の有効性を検討したものである。その結果，①自殺の気づきと教育，②リスクの高い人々のためのスクリーニング，③精神疾患の治療，④致死的な自殺手段へのアクセス制限，⑤自殺に関するメディア教育の5領域がターゲットとしてあげられた。図7-1は自殺予防介入のターゲットを図示したものである。以下に項目ごとに解説する。

### 1. 自殺の気づきと教育 : Awareness and Education

#### 1) 一般市民への教育

　一般市民への教育キャンペーンは，自殺行動の原因とリスク因子，とくに精神疾患への理解を高めることによって，自殺のリスクおよび援助希求能力を向上する目的で行われる。しかしながら，このような一般市民への教育キャンペーンでは自殺予防に対する十分なエビデンスは得られなかった[1, 21, 24, 37]。

#### 2) 学校教育

　学校教育においても精神疾患と自殺のスティグマ化を減少させようとしている。学校教育におけるカリキュラム・ベースのプログラムは，精神疾患と自殺に関する知識を増やして，それらに対する態度を改善したが，自殺行動予防に対しては十分なエビデンスが得られなかった[7, 16]。

#### 3) プライマリケア医に対する教育

　うつ病とほかの精神疾患は，プライマリケア医に認識されておらず，十分な治療も行われていない。自殺者のほとんどの人は自殺の1ヵ月前以内にプライマリケア医と接触をもっている。したがって，うつ病と自殺のリスク評価の認識の向上は，自殺予防のための重要な構成要素である。

　プライマリケア医に対する教育に関する研究は各国で行われており，数多くの研究においてより適切にうつ病を見出し，治療を向上させたという結果が報告されているが，そのような効果は見出せなかったという報告も存在する[14, 23]。

#### 4) ゲートキーパーへの教育

　ゲートキーパーとは，自殺の危険を示すサインに気づき，適切な対応（悩んでいる人に気づき，声をかけ，話を聞いて，必要な支援につなげ，見守る）を図れる人のことで，いわば「命の門番」とも位置づけられる人のことである。ゲートキーパーの有効性を左右するのは，いかに組織化された集団において行うかによると考えられる。ノルウェーの軍隊やアメリカのエアフォースなどで行われたプログラムでは，自殺率を有意に下げることに成功したのである[25, 31]。

### 2. 高リスク者のスクリーニング

　スクリーニングの目的は，リスクのある個人を同定し，彼らに直接治療を行うことである。焦点は直接的に自殺行動，うつ病や物質乱用などの精神疾患，その他のリスク因子にあてられる。スクリーニングに関する研究は数多く認められるが，地方における限局的な地域でのスクリーニングや特定の高校生や大学生においては，より多くのうつ病治療と自殺率の低下に貢献したという結果になっている[8, 42]。ところが，国家レベルで行われる広範囲のスクリー

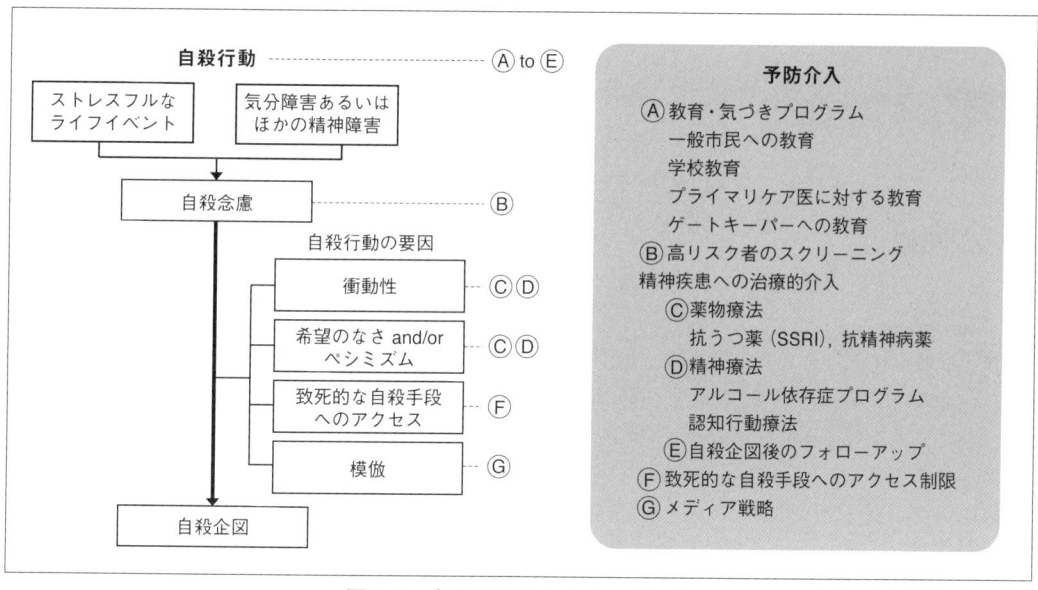

**図7-1　自殺予防介入のターゲット**

（Mann JJ, et al.：JAMA 294：2064-2074, 2005[28] より引用して改変）

ニング研究においては有効な結果は認められていないのが現状である。

## 3. 精神疾患への治療的介入

### 1）薬物療法

自殺者の少なくとも90％において何らかの精神障害が存在し，そのうちの80％以上が死亡時には未治療の状態であった。このように，気分障害やほかの精神障害の治療は，自殺予防の中心的な構成要素なのである。

抗うつ薬の処方率の高さと成人および青年の自殺率低下の関連がいくつかの国々で示されている。抗うつ薬を使用することにより，未治療のうつ病とそれによる自殺を減らすことに貢献をすると考えられる。また，うつ病に対するリチウムと統合失調症に対するクロザピンの抗自殺効果が示されている[13, 32, 45]。今後はランダム化比較試験（RCT）を行っていくことが望まれる。

児童・青年期のうつ病患者に選択的セロトニン再取り込み阻害薬（SSRI）を投与したとき，プラセボと比較して自殺関連有害事象が高率に出現するという報告がなされ，各国において慎重に自殺の危険と副作用を監視するよう警告が出された。ただ，自殺を試みる大部分のうつ病青年は未治療であるため，必要な抗うつ薬の使用を躊躇しないことも重要である。

### 2）精神療法

通常の治療と比較して，認知行動療法（Cognitive Behavioral Therapy：CBT），問題解決療法，対人関係療法（Interpersonal Psychotherapy：IPT），集中治療＋アウトリーチは，自殺行動の再企図を減らし，治療アドヒアランスを改善するという有望な結果が報告されている。

### 3）自殺企図後のフォローアップ

最も重要な自殺の危険因子として自殺企図歴があげられる。ノルウェーの多面的チェーン・ケア・ネットワークは自殺企図後のフォローアップを提供している。チェーン・ケア・プログラムを行った地域では治療からの脱落率は減少し，再企図の減少がみられた[17]。

## 4. 致死的な自殺手段へのアクセス制限

致死的な自殺手段，たとえば，火器（銃器），殺虫剤，家庭用ガス，バルビツレート睡眠薬，鎮痛薬，自動車排気ガス，飛び降りのホットスポットなどへのアクセス制限が自殺率の低下に寄与している。すなわち，銃規制法の制定[27]，殺虫剤の販売制限あるいは禁止[33]，家庭用ガスの無毒化[26]，鎮痛剤のパッ

ケージ量の制限[19]，バルビツレート剤規制[10]，自動車排気ガス規制[30]，飛び降りのホットスポットにおける柵の設置[4] などによって自殺率の低下が認められている。ただ，ほかの手段への変更による全体的な自殺率の変化については不明である。

## 5. メディア戦略

メディアは自殺予防活動を助けることも妨害することも可能である。たとえば，1987年のオーストリアにおける地下鉄自殺のメディア報道を規制するキャンペーンは地下鉄自殺を80％減少させたのである[11]。メディアに対する自殺報道のためのガイドラインは，さまざまな国や団体が作成しているが，その影響について正式な形で公表された研究はないのが現状である。

## 6. まとめ

以上，1966〜2005年の40年間における主要な論文をまとめた。それぞれの研究の地域，規模，エビデンスレベルもさまざまである。本論文の結論としては，プライマリケア医に対する教育と致死的な自殺手段へのアクセス制限は自殺率を低下させるエビデンスレベルが高いということであった。その他の介入方法は有効性に対するさらなるエビデンスの蓄積が必要である。また，自殺予防プログラムのどの要素が自殺率と自殺企図を減らすのに有効かを確かめていくことが重要である。

## Ⅱ Zalsman らによるレビュー（2005 〜 2014年）

Zalsman ら[48] は2016年，LANCET Psychiatry誌に "Suicide Prevention Strategies Revised : 10 Years Systematic Review" と題して，2005〜2014年までの最近10年間に公表された自殺予防関連の論文を厳選し，最新の自殺予防戦略の有効性を検討した。ここでは，①一般市民およびプライマリケア医の教育，②スクリーニング，③治療的介入，④致死的な手段へのアクセス制限，⑤メディア戦略，⑥電話およびインターネット介入，⑦自殺予防の併用戦略の7領域について解説する。

## 1. 自殺の気づきと教育：Awareness and Education

### 1）学校ベースの自殺予防プログラム

10年前のMannらのレビュー[28] では，学校ベースの自殺予防プログラムはエビデンスがないと結論づけた。ところが，最近10年間で，とても質の高い学校ベースの自殺予防プログラムの評価研究が行われている。システマティックレビューでは，自殺に対する知識および態度の改善が一貫して明らかになったが，実際の自殺行動への有効性は明らかではなかった。また，学校におけるメンタルヘルス・リテラシー，自殺リスクの認識，対処技術トレーニングを強調している3つの大きなRCTでは，一貫してフォローアップによって自殺企図と自殺念慮が減少したと報告された[2, 46, 47]。

### 2）一般市民へのキャンペーン

Mann らのレビューでは，2005年までは一般市民へのキャンペーンの効果は否定的であった。その後，そのようなキャンペーンの開始が，ヘルプラインへの電話相談の有意な増加につながることが明らかになった。しかし，フォローアップによる自殺の減少には至らなかった。

### 3）プライマリケア医に対する教育

プライマリケア医へのうつ病の認識と治療に関する教育は自殺率低下における効果的な介入の1つであると考えられる。2005年以来，プライマリケア医のためのプログラムを評価しているスウェーデン，ハンガリー，スロベニアの研究は抗うつ薬使用の有意な増加と自殺の減少を報告した[22, 41, 43]。しかし，これらの研究は他のさまざまな方法（一般市民へのうつ病に関するキャンペーン，ゲートキーパーのトレーニング，高リスク者への援助など）との併用プログラムであるため，プライマリケア医に対する教育のみの効果ということはできなかった。

### 4）ゲートキーパー

2005年以来，軍人，公的な教職員，ヘルパー同士，若者のための援助者，臨床医，うつ病患者，地元の人々など，さまざまな集団において研究が行われてきた。しかしながら，RCTではゲートキーパー・トレーニングのみで自殺率に影響を与えたという報告はない。

## 2. スクリーニング

2005年以来，大規模なシステマティックレビューが行われた。その結果，一般市民におけるスクリーニングの有効性を示すにはエビデンスが不十分であると考えられた。システマティックレビューによると，自殺スクリーニングプログラムはリスクのある若者を同定することには貢献したが，学校で行うスクリーニングの陽性的中率は低いままである（6〜33％）ことが明らかになった[38]。疑陽性者が多いのはスクリーニング検査の限界である。ただし，学校でもプライマリケア状況でもスクリーニング検査は，長期フォローアップにおいて，ハイリスクの青年における治療紹介や精神保健サービスの使用を高めることにおいて効果的でかつ安全であると明らかになった。また，リスク行動の同定は，精神的な問題をもつ生徒の同定において重要な価値をもつことが示された。また，わが国の高齢者において[34]，うつ病のスクリーニングと精神科医のフォローアップを行ったところ，自殺率を61％低下させたという貴重な報告がある。

## 3. 治療的介入

### 1）薬物療法

最近10年間で，さまざまな薬物の抗自殺効果の研究が行われた。また，若い年代においてSSRIによる自殺関連事象が増加することを解明するためにさまざまなRCTやメタ解析が行われた。

リチウムが気分障害の患者において，おそらく攻撃性と衝動性を減らすことを通して，自殺のリスクを減少させる効果があるという強いエビデンスがある[9]。バルプロ酸もリチウムとほぼ同等の抗自殺効果があるという報告もある[15]。クロザピンは統合失調症の自殺リスクを減少することが示された唯一の抗精神病薬である。最近のクロザピンとほかの抗精神病薬（オランザピンやリスペリドン）との比較研究では同等の抗自殺効果が認められている[3]。

成人期のうつ病に対する抗うつ薬治療は自殺リスクを減少させるが，治療初期に自殺のリスクが悪化する可能性が示唆された（賦活症候群：activation syndrome）。うつ病の高齢者においては，自殺および自殺企図のリスクに対して抗うつ薬治療は明らかな効果がみられた。児童・青年期においては，うつ病に対する薬物療法（SSRI）を開始したときに自殺念慮のリスクが増加することに注意しなければならない。しかし，未治療のうつ病の自殺リスクの増加と薬物療法の継続による自殺リスクの減少を考えたとき，現在のエビデンスによれば，自殺行動リスクの増加を理由に薬物治療を回避しないことが重要である[29]。第一選択薬としてはフルオキセチン（わが国では未発売）が推奨される。フルオキセチンに認知行動療法（CBT）を併用することは，自殺念慮および自殺関連行動をより減少させる[29]。

### 2）精神療法

最近10年間の研究において，一般的な治療と比較して，CBTとしての認知療法およびマニュアル化された認知療法（Manual Assisted Cognitive Therapy：MACT）が青年，成人，統合失調症患者，さらには境界性パーソナリティ障害の自殺念慮および自殺関連行動を減少させるのに有効であるとされている[40]。また，CBT，弁証法的行動療法（Dialectical Behavioral Therapy：DBT），問題解決技法の要素を採り入れた集団療法が青年の自傷行為を減らすのに有効であった[6]。

### 3）コミュニティ，集団および家族をベースとした介入

コミュニティ，集団および家族レベルの自殺予防介入に関する研究はエビデンスが乏しい。地域と家族ベースの介入は，重症の精神障害者の自殺を減少させることに効果的ではなかったが，治療受容を促進し，入院治療を減らす可能性は認められたのである。わが国において行われたメタ解析によれば[35]，高齢者の自殺既遂のリスクが，地域におけるスクリーニングと陽性者のフォローアップによる介入で減少したという結果となった。これはわが国独自の方法といえるだろう。また，自殺念慮のある若者に対する家族介入は，自殺行動と自殺率における評価がさらに必要だが，自殺念慮の減少における有望な効果が示されている。

### 4）フォローアップとケアの連鎖

フォローアップとケアの連鎖に関しては，エビデンスが乏しいうえに，統計データの有意差の弱さがあり，地域によって矛盾した結果となっている。しかしながら，自殺未遂者の適切なフォローアップは，専門家の意見によって強く支えられており，どんな国家的な自殺予防戦略にも含まれなければならない。

## 4. 致死的な手段へのアクセス制限

現在，致死的な方法へのアクセス制限が自殺率の減少と明らかに関連するという持続的で強いエビデンスが存在する。また，ほかの自殺方法への代用についてのエビデンスはほとんどない。飛び降りによる自殺の人気スポットに障壁を設置したり，鎮痛薬のパックサイズを制限したり，とくに中毒性の高い鎮痛薬を中止したり，いくつかの国では銃器のアクセス制限を行ったり，ほかの国では有毒な農薬の中止を行っている。これは，明らかに国家的な自殺予防計画において行われるべき主要な戦略である。ほかの自殺方法への代用については継続的にモニターしなければならない。

### 1）火器

火器（銃など）はそれが容易に入手できる国々においては自殺の最も一般的な方法である（たとえば，米国では2013年に21,175人が火器によって自殺した）。一般家庭で容易に入手できるようになればなるほど明らかに火器による自殺リスクは増加する。米国では火器規制法が制定されても，その効果を特定するにはエビデンスが不十分であるという結果が報告されている。ほかの国においては，いくつかの研究では火器を制限したところ若者の男性の自殺率が減少したと報告され[12]，男性も女性も，どの年齢でも減少したという報告もある[5]。

### 2）鎮痛薬

鎮痛薬の摂取は多くの国において，とくにヨーロッパでは，一般的な致命的な自殺行為の1つである。英国で行われた研究において[18]，包装サイズを小さくすることと，とくに毒性の強い鎮痛薬を製造中止にすることで，研究に参加した国々における自殺の予防に有効であったと報告された。

### 3）農薬

毎年，農薬摂取による自殺は世界全体で30万人にのぼる。農薬を容易に手に入りにくくすることは，この方法による自殺が多い国々では有効である。さらに，毒性の強い鎮痛薬の中止，アクセス制限，毒性のある物質の吸収を抑制する処置などが鎮痛薬による自殺が多い国では自殺予防の重要な方法である。

### 4）縊首

縊首の予防となるエビデンスはほとんどないが，可能性のある方法としては精神科への入院が1つの予防法と考えられる。

### 5）飛び降り

2005年以降，飛び降りによく使われるホットスポットへ障壁を作ることが有効であるという強いエビデンスが示されている。全体的には飛び降りによる自殺者は86％の減少が認められ，ほかの飛び降りの場所を代用したというエビデンスはほとんどないのである[39]。

### 6）ガスの使用

Mannら[28]が指摘するように，家庭用ガスの無毒化，自動車の触媒コンバータの導入などは自殺予防に効果的な方法である。

### 7）ほかの方法

これまでのエビデンスとしては，バルビツレート製剤の処方を減らすこと，カフェイン錠剤の濃度を減らすことが自殺の予防として有効であるという。

## 5. メディア戦略

最近10年間，自殺関連行動に対するメディアの影響について対照をおいた系統的な研究はなされてこなかった。メディアの影響力は大きく，その効果はプラスもあればマイナスもある。たとえば，自殺企図などの描写は弱い人々には有害となるし，ポジティブな対処技術を強調するときは一般市民には予防的に働くものである。メディア規制と報道の質の改善は自殺行動の減少と関連しているのである。したがって，メディア・ガイドラインの必要性が高まっている。今後さらなる検討が必要である。

## 6. 電話およびインターネット介入

現在まで，電話およびインターネット介入効果のエビデンスは不十分でかつ質の低いものが多い。これらの研究は主に，利用者によるサービスの受け入れ，リスクのある人の同定，援助サービスへの紹介，紹介の遵守などの結果に焦点をあてたものである。しかし，自殺予防についての情報・コミュニケーション技術の利用が急速に増加していることは，それらの効果を評価する研究を必要としているのである。今後の研究が待たれる。

## 7. 自殺予防の併用戦略

2005年以来，自殺ならびに自殺企図に対する予防プログラムの併用および多次元的プログラムに関

JCOPY 88002-771

する研究が注目を集めてきた。代表的な研究としては，4つのレベルの地域介入プログラムを少なくとも2年間にわたりドイツとハンガリーで行った研究がある[20,44]。方法としては，①うつ病の評価と治療においてプライマリケア医をトレーニング，②うつ病についての情報が一般市民に認識されるようなキャンペーン，③地域の協力者のトレーニング（たとえば，ソーシャル・ワーカー，聖職者，教師，警察，ジャーナリストなど），④リスクの高いグループへの援助および自助活動の援助などが行われた。双方の研究において，ベースライン時点とフォローアップ時点で比較すると自殺率の低下が認められ（ハンガリーでは3年間で−60.1％），自殺者数および自殺企図数の減少（ドイツで2年間で−24％）が認められた。また，2年間の介入後からフォローアップした時点まで効果は持続していたという。

わが国においても，Oyamaら[36]が秋田県由利町において8年間にわたって行った高齢者を対象とするマルチ・レベル介入プログラムがある。このプログラムには，①高齢者のためのメンタルヘルス・ワークショップ，②グループ活動プログラム，③うつ病の自己評価，が含まれている。その結果，対照群としての同県鳥海町と比較して，女性の自殺率が76％減少したが，男性は変化がなかったという。ただし，この介入プログラムにはスクリーニングは含まれていない。

併用戦略の今後の展望としては，特定の目標集団（精神障害患者，児童・青年期の若者，高齢者，少数民族など）に焦点をあてるべきである。また，費用対効果および効果量も考慮する必要がある。また，それぞれの特定のリスク群には各々に応じた予防的アプローチが必要である。

## 8. まとめ

2005年以降の最近10年間で有効性のある自殺予防として明らかになったエビデンスとしては以下の4点があげられる。第1に，致命的な自殺の方法に対するアクセス制限は明らかに自殺を予防した。第2に，学校レベルの気づきと教育プログラムはRCTにおいて有意な結果を示し，自殺企図および自殺念慮を減少させた。第3は，クロザピンおよびリチウムの抗自殺効果は実証されたが，これまで考えられていたほど特異的ではなかった。第4は，うつ病に対する有効な治療は，薬物療法も精神療法も，自殺・自傷予防戦略の重要な方法であることが実証された。他方，プライマリケア医師への教育については，直接的な自殺率減少のエビデンスにはならなかった。プライマリケアの人々に対するスクリーニングおよび一般市民への教育，メディア戦略は，自殺を減少させるエビデンスとしては不十分であった。ゲートキーパー訓練，医師への教育，電話およびインターネット支援などはさらなる研究が必要であった。自殺予防の評価においてRCTの少なさが最大の限界として考えられた。今後はエビデンスのある戦略の併用がしっかりとした研究のもとで行われるべきであると考えられた。

## REFERENCE

1) Akroyd S, Wyllie J : Impacts of National Media Campaign to Counter Stigma and Discrimination Associated with Mental Illness : Survey 4. New Zealand Ministry of Health, Wellington, 2002

2) Aseltine RH Jr, James A, Schilling EA, et al. : Evaluating the SOS suicide prevention program : a replication and extension. BMC public health 7 : 161, 2007

3) Asenjo Lobos C, Komossa K, Rummel-Kluge C, et al. : Clozapine versus other atypical antipsychotics for schizophrenia. Cochrane database syst rev : CD006633, 2010

4) Beautrais AL : Effectiveness of barriers at suicide jumping sites : a case study. Aust N Z J Psychiatry 35 : 557-562, 2001

5) Beautrais AL, Fergusson DM, Horwood LJ : Firearms legislation and reductions in firearm-related suicide deaths in New Zealand. Aust N Z J of psychiatry 40 : 253-259, 2006

6) Burns J, Dudley M, Hazell P, et al. : Clinical management of deliberate self-harm in young people : the need for evidence-based approaches to reduce repetition. Aust N Z J Psychiatry 39 : 121-128, 2005

7) Burns J, Patton GC : Preventive interventions for youth suicide : a risk factor-based approach. Aust N Z J Psychiatry 34 : 388-407, 2000

8) Cauffman E : A statewide screening of mental health symptoms among juvenile offenders in detention. J Am Acad Child Adolesc Psychiatry 43 : 430-439, 2004

9) Cipriani A, Hawton K, Stockton S, et al. : Lithium in the prevention of suicide in mood disorders : updated systematic review and meta-analysis. BMJ（Clinical research ed）346 : f 3646, 2013

10) Crome P : The toxicity of drugs used for suicide. Acta Psychiatr Scand Suppl 371 : 33-37, 1993

11) Etzersdorfer E, Sonneck G : Preventing suicide by influencing mass-media reporting : the Viennese experience 1980-1996. Arch Suicide Res 4 : 67-74, 1998

12) Gjertsen F, Leenaars A, Vollrath ME : Mixed impact of firearms restrictions on fatal firearm injuries in males : a national observational study. Int J Environ Res Public Health 11 : 487-506, 2014

13) Glick ID, Zaninelli R, Hsu C, et al. : Patterns of concomitant psychotropic medication use during a 2-year study comparing clozapine and olanzapine for the prevention of suicidal behavior. J Clin Psychiatry 65 : 679-685, 2004

14) Goldman LS, Nielsen NH, Champion HC : Awareness, diagnosis, and treatment of depression. J Gen Intern Med 14 : 569-580, 1999

15) Goodwin FK, Fireman B, Simon GE, et al. : Suicide risk in bipolar disorder during treatment with lithium and divalproex. JAMA 290 : 1467-1473, 2003

16) Gould MS, Greenberg T, Velting DM, et al. : Youth suicide risk and preventive interventions : a review of the past 10 years. J Am Acad Child Adolesc Psychiatry 42 : 386-405, 2003

17) Hansen V, Jacobsen BK, Arnesen E : Cause-specific mortality in psychiatric patients after deinstitutionalisation. Br J Psychiatry 179 : 438-443, 2001

18) Hawton K, Bergen H, Simkin S, et al. : Long term effect of reduced pack sizes of paracetamol on poisoning deaths and liver transplant activity in England and Wales : interrupted time series analyses. BMJ (Clinical research ed) 346 : f403, 2013

19) Hawton K : United Kingdom legislation on pack sizes of analgesics : background, rationale, and effects on suicide and deliberate self-harm. Suicide Life Threat Behav 32 : 223-229, 2002

20) Hegerl U, Althaus D, Schmidtke A, et al. : The alliance against depression : 2-year evaluation of a community-based intervention to reduce suicidality. Psychol Med 36 : 1225-1233, 2006

21) Hegerl U, Althaus D, Stefanek J : Public attitudes towards treatment of depression : effects of an information campaign. Pharmacopsychiatry 36 : 288-291, 2003

22) Henriksson S, Isacsson G : Increased antidepressant use and fewer suicides in Jämtland county, Sweden, after a primary care educational programme on the treatment of depression. Acta Psychiatr Scand 114 : 159-167, 2006

23) Hirschfeld RM, Keller M, Panico S, et al. : The National Depressive and Manic-Depressive Association consensus statement on the undertreatment of depression. JAMA 277 : 333-340, 1997

24) Jorm AF, Christensen H, Griffiths KM : The impact of beyond blue : the national depression initiative on the Australian public's recognition of depression and beliefs about treatments. Aust N Z J Psychiatry 39 : 248-254, 2005

25) Knox KL, Litts DA, Talcott GW, et al. : Risk of suicide and related adverse outcomes after exposure to a suicide prevention programme in the US Air Force : cohort study. BMJ 327 : 1376-1378, 2003

26) Kreitman N : The coal gas story. United Kingdom suicide rates, 1960-71. Br J Prev Soc Med 30 : 86-93, 1976

27) Loftin C, McDowall D, Wiersema B, et al. : Effects of restrictive licensing of handguns on homicide and suicide in the District of Columbia. N Engl J Med 325 : 1615-1620, 1991

28) Mann JJ, Apter A, Bertolote J, et al. : Suicide Prevention Strategies : A Systematic Review. JAMA 294 : 2064-2074, 2005

29) March JS, Silva S, Petrycki S, et al. : The Treatment for Adolescents With Depression Study (TADS) : long-term effectiveness and safety outcomes. Arch Gen Psychiatry 64 : 1132-1143, 2007

30) McClure GM : Changes in suicide in England and Wales, 1960-1997. Br J Psychiatry 176 : 64-67, 2000

31) Mehlum L, Schwebs R : Suicide prevention in the military : recent experiences in the Norwegian army. Program and abstracts of the 33rd International Congress on Military Medicine; June 25-30, Helsinki, 2000

32) Meltzer HY, Alphs L, Green AI, et al. : Clozapine treatment for suicidality in schizophrenia : International Suicide Prevention Trial (InterSePT). Arch Gen Psychiatry 60 : 82-91, 2003

33) Ohberg A, Lonnqvist J, Sarna S, et at. : Trends and availability of suicide methods in Finland : proposals for restrictive measures. Br J Psychiatry 166 : 35-43, 1995

34) Oyama H, Sakashita T, Hojo K, et al. : A community-based survey and screening for depression in the elderly : the short-term effect on suicide risk in Japan. Crisis 31 : 100-108, 2010

35) Oyama H, Sakashita T, Ono Y, et al. : Effect of community-based intervention using depression screening on elderly suicide risk : a meta-analysis of the evidence from Japan. Community Ment Health J 44 : 311-320, 2008

36) Oyama H, Watanabe N, Ono Y, et al. : Community-based suicide prevention through group activity for the elderly successfully reduced the high suicide rate for females. Psychiatry Clin Neurosci 59 : 337-344, 2005

37) Paykel ES, Hart D, Priest RG : Changes in public attitudes to depression during the Defeat Depression Campaign. Br J Psychiatry 173 : 519-522, 1998

38) Peña JB, Caine ED : Screening as an approach for adolescent suicide prevention. Suicide Life Threat Be-

hav **36** : 614-637, 2006

39) Pirkis J, Spittal MJ, Cox G, et al. : The effectiveness of structural interventions at suicide hotspots : a meta-analysis. Int J Epidemiol **42** : 541-548, 2013

40) Robinson J, Hetrick SE, Martin C : Preventing suicide in young people : systematic review. Aust N Z J Psychiatry **45** : 3-26, 2011

41) Roskar S, Podlesek A, Zorko M, et al. : Effects of training program on recognition and management of depression and suicide risk evaluation for Slovenian primary-care physicians : follow-up study. Croat Med J **51** : 237-242, 2010

42) Shaffer D, ScottM, Wilcox H, et al. : The Columbia Suicide Screen : validity and reliability of a screen for youth suicide and depression. J AmAcad Child Adolesc Psychiatry **43** : 71-79, 2004

43) Szanto K, Kalmar S, Hendin H, et al. : A suicide prevention program in a region with a very high suicide rate. Arch Gen Psychiatry **64** : 914-920, 2007

44) Székely A, Konkolÿ Thege B, Mergl R, et al. : How to decrease suicide rates in both genders? An effectiveness study of a community-based intervention (EAAD). PLoS One **8** : e75081, 2013

45) Thies-Flechtner K, Müller-Oerlinghausen B, Seibert W, et al. : Effect of prophylactic treatment on suicide risk in patients with major affective disorders. Data from a randomized prospective trial. Pharmacopsychiatry **29** : 103-107, 1996

46) Wasserman D, Hoven CW, Wasserman C, et al. : School-based suicide prevention programmes : the SEYLE cluster-randomised, controlled trial. Lancet **385** (9977) : 1536-1544, 2015

47) Wilcox HC, Kellam SG, Brown CH, et al. : The impact of two universal randomized first-and second-grade classroom interventions on young adult suicide ideation and attempts. Drug Alcohol Depend **95** (Suppl 1) : S60-S73, 2008

48) Zalsman G, Hawton K, Wasseman D, et al. : Suicide Prevention Strategies Revised : 10-Year Systematic Review. Lancet Psychiatry **3** : 646-659, 2016

# 第8章

# 子どもの自殺予防において私たちにできること

# CHAPTER 8

# 子どもの自殺予防において私たちにできること

第7章では自殺予防に関するエビデンスについて述べたが、エビデンスレベルの低いものが必ずしも無効というわけではない。自殺予防のエビデンス評価においては、ランダム化比較試験（RCT）を行っているかどうかが大きなウエイトを占めている。したがって、エビデンスレベルに過度にとらわれることなく、実施可能でかつ有効な自殺予防対策を行っていく必要がある。

ここでは、今わが国で実施可能な自殺予防対策について考えてみたい。①自殺リスクのある子どもをスクリーニングし、介入するプログラム、②学校における自殺予防プログラム、③自殺企図者に対する再企図防止のためのケース・マネージメント介入プログラム、④児童・青年期のうつ病の治療ガイドライン、の4つについて解説したい。

## I スクリーニングと介入プログラム

### 1. スクリーニングと介入の有効性と問題点

#### 1）スクリーニングとは

スクリーニングとは、対象集団に対して共通の検査を実施することによって、目標疾患の罹患を疑われる対象者あるいは発症が予測される対象者をその集団から選別することである。スクリーニングの基本原則として、①短時間で実施できて、わかりやすい、②エビデンスに基づいている（信頼性と妥当性が確立されている）、③コミュニケーション、記録、フォローアップの計画、が含まれていることがあげられる[14]。

自殺リスクのスクリーニングの目的は、青少年に自殺行動の危険が高まっているかについて幅広く同定する（大きくふるいにかける）ことである。したがって、この種のスクリーニングは一般に簡潔であり、青少年だけから情報を集め、自殺に関連した質

問も数は多くない。精神科医療の場でスクリーニングが実施される場合には、スクリーニングで陽性と判断された青少年に対して、より包括的な自殺の危険評価が実施される。学校でスクリーニングが実施される場合には、スクリーニング結果が陽性とされた生徒は、精神保健の専門家に紹介されて、より包括的な自殺の危険評価が行われる。この評価において、自殺の危険因子や保護因子に関して踏み込んだ情報を得て、高まっている危険の性質や重症度を定式化し、次の段階や今後の治療計画を立てるのである[14]。

#### 2）わが国のスクリーニングと介入研究

わが国では、大山らの精力的な研究を代表として、保健師を中心とした自治体の保健医療従事者が介入を行った地域で、高齢者の自殺率が低下したことがさまざまに報告されている[15〜18, 20, 21]。いわば、地域においてスクリーニングを行い、介入していく方法は、わが国のお家芸ともいえる方法である。大山らの研究におけるスクリーニングと介入研究について紹介する。

#### a. 地域診断

介入する地区の選定要件として以下をあげている。

①介入の標的人口数が事業担当者のカバーしうる規模であること

②標的人口の自殺リスク（自殺率など）が介入の適応となる水準を満たすこと

③標的人口におけるスクリーニング参加状況が効果発現に必要な水準を見込めること

大山らは、郡部や郊外で40歳ないし65歳以上の住人を1回のスクリーニングの標的とする場合、標的人口がおよそ10,000人以内の規模にあり、その標的人口の自殺率が高率な地区（たとえば、過去3〜5年間平均自殺率が中高年男性で人口10万対80、同

女性で40以上を示す地区）を設定している。また，効果発現に必要なスクリーニング参加率は後述する理由から，少なくとも50％を要するとしている。

### b. 啓発・健康教育

介入の候補となる地区において，一般住民やボランティア向けにうつ病や自殺に関する健康教育を集団場面で実施し，これらに関する情報を住民に伝える。また，住民自治会との話し合いの場を設けて，住民と合意形成を図る。合意の得られた地区を介入地区に選定し，介入の標的住民に対してうつ病スクリーニングへの参加を募る。

### c. 二段階スクリーニングと専門家によるフォローアップ

大山らは，うつ病スクリーニングを**図8-1**のように2段階で行っている[20, 21]。まず，一次スクリーニングにおいて，対象者に抑うつ症状を同定する自記式質問紙を用いたスクリーニング検査への回答を求める。スクリーニング用質問紙の配布回答法としては，留置法，郵送法または集合法を用いているという。これまでの実績を鑑みると，自殺率低減効果を得るためには，一次スクリーニングの参加率が少な

くとも50％以上を要すると考えられるという。標的人口における一次スクリーニングの参加率が30％を下回った場合，陽性反応的中率（スクリーニング陽性者のうち，真に疾患を有する者の割合）が0に近い値をとることが多いという。すなわち，本当のうつ病エピソード有症者が参加していないことになる。

次に，一次スクリーニング陽性者に対して二次スクリーニングへの参加を促し，リスクの高い者の絞り込みを行う。これまで大山らが行った地域介入では，その参加率が80％以上の水準で確保されていたという。ここが最も重要な点であると考えられる。スクリーニング・介入法の成否はここにかかっているといっても過言ではない。事前に前述のような啓発・健康教育を十分に行い，住民と話し合いの場を設け，合意を形成し，地域をあげてうつ病や自殺を予防しようというモチベーションが高まっていたからこそ可能であったのだと思う。

二次スクリーニングでは保健師や精神保健福祉士（Psychiatric Social Worker：PSW）らがコメディカル向け構造化面接法を用いて，電話や対面により本

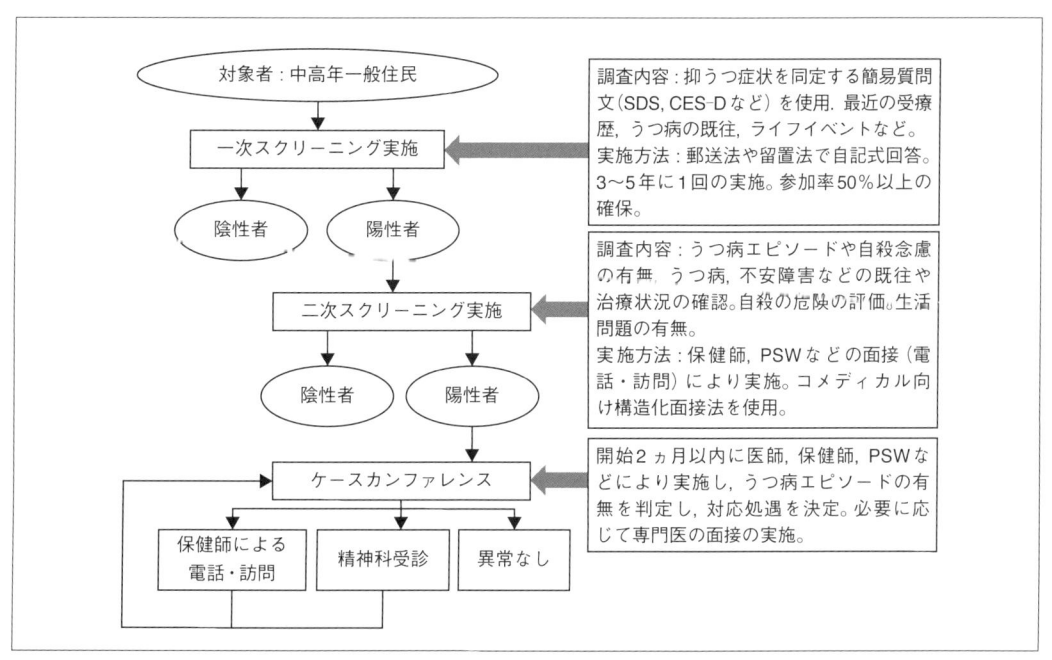

**図8-1　うつ病スクリーニングと専門的フォローアップの流れ**

（大山博史，他：日社精医会誌 22：322-331，2013[20]，
大山博史，他：Ⅶ．自殺プロセスに入り込まないために 4．地域での対策．張　賢徳 編：専門医のための精神科臨床リュミエール 29，自殺予防の基本戦略．中山書店，東京，pp183-190，2011[21]）

人・家族に面接し，うつ病エピソードの有無を評価するという。

前述の2段階スクリーニングを経て，要精密検査者を絞り込み，必要に応じて専門医の面接を実施した後に，カンファレンスで処遇を決定する。専門医への受診勧奨，保健師，PSWによる訪問・電話によるフォロー，異常なしの処遇を定め，本人の同意を得た後に実施し，2ヵ月程度追跡しているという。このようにして初めて，スクリーニング・介入法が有効になるのである。

### 3）学校においてスクリーニング・介入法が応用可能か

さて，これを地域の高齢者だけでなく，学校に応用していくことが期待されるが，はたしてそれは可能なのだろうか。学校でスクリーニングを行う場合，無記名自記式質問票であれば協力してくれる学校は十分確保できる。しかし，記名式質問票を行うとなると，少なからず抵抗があることが予想される。生徒にとっては，自分の抑うつ傾向や自殺についての考えが，学校にすべて知られてしまうからである。この一次スクリーニング参加率を50％以上に上げなければならない。さらにリスクのある児童・生徒は教師やスクールカウンセラーとの面接を促されることになる。前述の大山らのように，この面接参加率を80％以上に確保することが大きな課題であると考えられる。学校にとっては誰がリスクのある生徒と面接するのか，専門家を紹介できるかどうかがわからないために「寝た子を起こすな」と考えて実施に消極的になることが予想される。

あらかじめ時間をかけて事前に児童・生徒だけでなく，保護者に対してもうつ病や自殺に関する啓発活動・健康教育を実施し，子どもと保護者に対する話し合いの場を設け，合意を形成しなければならない。学校と生徒および保護者の信頼関係が必須であり，学校およびそれを取り巻く地域全体の理解が必要とされるのである。ちなみに，第6章に記載した「2016年度 北海道の児童生徒の心の健康に関する調査」は無記名自記式調査であったが，回収率は64.6％であった。実際に有効なスクリーニング・介入法を学校で行うには，まださまざまな工夫が必要であると考えられる。

次に，われわれが行ったスクリーニングを用いた介入研究を紹介しながら，その意義と問題点について検討してみたい。

## 2. 2016年度 児童生徒の心の健康に関する調査

第6章で述べた「2016年度 児童生徒の心の健康に関する調査」[5]においてもスクリーニングが行われたが，この調査は無記名で，自己記入式評価尺度を用いている。したがって，この調査の目的は，北海道の小・中・高校生の抑うつ症状，躁症状，自閉傾向，自己効力感，ライフスタイルを把握し，今後の対策を考えることである。説明文書には，調査を実施して専門機関に相談したいことが生じた場合のために，精神保健の専門家・児童精神科医の連絡先が表示されている。つまり，専門機関への受診は本人・家族の自己判断に委ねられている。したがって，無記名のスクリーニング調査では，対象が検査を受けることによって自らの抑うつに気づき，自己治療行動として精神科を受診する可能性はあるが，自殺念慮や自殺企図を減少させたというエビデンスはない。

## 3. 千歳市における自殺予防対策[19]

### 1）目的

本研究は千歳市の自殺予防対策の一環として，自己記入式簡易抑うつ評価尺度（QIDS-J）を用いたうつスクリーニングを行い，リスクのある人たちに保健師が介入して，自殺を予防することを目的とした。

### 2）対象と方法

本研究の対象は，2011年度に千歳市が行った健康診断の受診者4,870人のうち，研究への協力の同意が得られた4,258人である（参加率87.4％）。その内訳は，男性1,590人，女性2,668人と女性が多く，年齢別では，20歳代64人，30歳代304人，40歳代675人，50歳代621人，60歳代1,473人，70歳代1,026人，80歳代95人であり，平均年齢は60.5±13.4歳であった。

方法は，千歳市保健センターにおける集団健康診断受診者に，あらかじめ問診票とともに「こころの健康チェック票」としてQIDS-Jの質問紙を送付し，調査への協力が得られた受診者には記載後，健診当日に提出を求めた。研究への協力者には，記載内容により保健師から連絡がいくことがある可能性について同意を得た。QIDS-Jの得点により自殺のハイ

リスク者を抽出した。今回はQIDS-J得点が11点以上（中等度うつ以上）の者と死や自殺についての項目が2点以上の者を「要支援者」として保健師が介入を行った。

### 3) うつスクリーニングと介入の流れ

うつスクリーニングと介入の流れを**図8-2**に示した。対象の4,258人に一次スクリーニングを実施したところ，「要支援者」は266人であった。「要支援者」に対して，面接，訪問，電話相談を実施し，抑うつ症状や自殺念慮の確認を行い，自殺の危険性を評価したところ（二次スクリーニング），「継続支援者」は64人であった。この「継続支援者」に対して，産業医（精神科医）および保健師によるケースカンファレンスが開催され，「保健師による電話・訪問」「精神科への受診勧奨」「経過観察」の処遇を決定した。

### 4) 自殺者数の推移

千歳市では，自殺予防対策としての「うつスクリーニングと介入」を2011～2013年の3年間行った。1999年から3年後ごとの千歳市の自殺者数を**図8-3**に示した。それまでの自殺者数は3年間で合計70～79人であったが，自殺対策事業としての「うつスクリーニングと介入」を実施して以降，2011～

2013年の自殺者数は52人に減少した。

### 5) 地域自治体の「スクリーニングと介入」の意義と問題点

筆者は千歳市の自殺対策事業に産業医として参加した。そこで感じた意義と問題点について述べてみたい。

#### a. スクリーニング対象者の規模の問題

大山らは[20]，先に述べたように，自殺予防対策としての「スクリーニングと介入」の対象を10,000人以内の規模に設定している。今回の対象となった4,258人はその意味でも「スクリーニングと介入」事業としては適切な人数であった。

#### b. 費用対効果（cost-effectiveness）の問題

今回の自殺予防対策事業を行うことができたのは，千歳市が自殺予防対策を市の重点施策として3年間予算を計上し，取り組んだために可能となったものである。また，QIDS-Jなどのデータの入力，解析などは，筆者が所属する北海道大学大学院保健科学研究院の協力が必要であった。とくに，二次スクリーニングの保健師による面接，訪問，電話相談においては，既存の保健師だけではまったく手が回らず，臨時の職員を募集して対応せざるを得なかった。

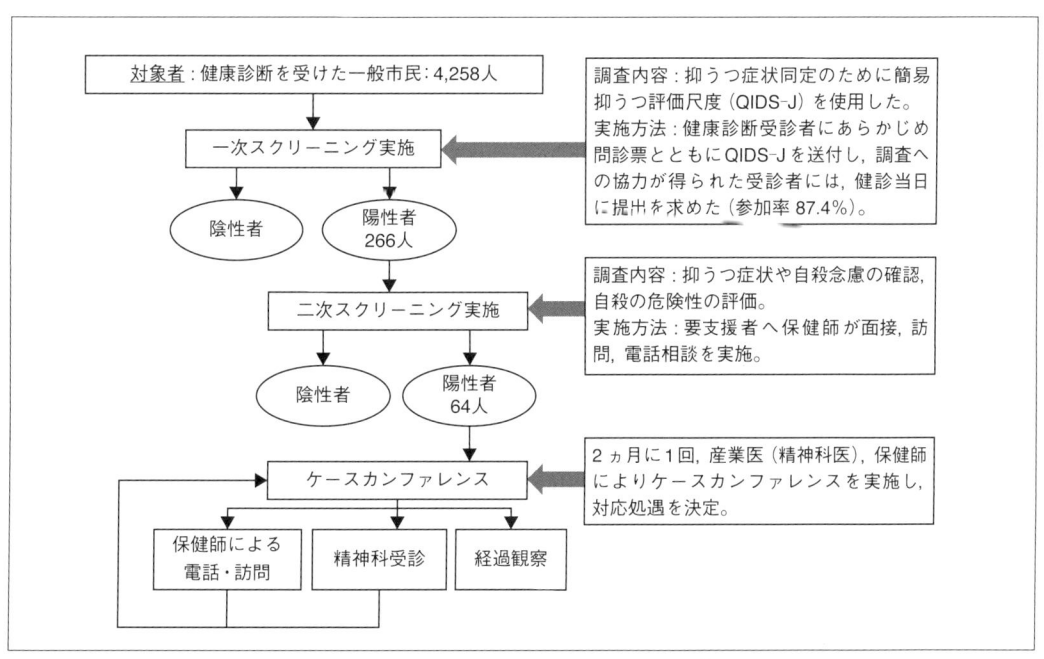

**図8-2　千歳市におけるうつスクリーニングと介入**

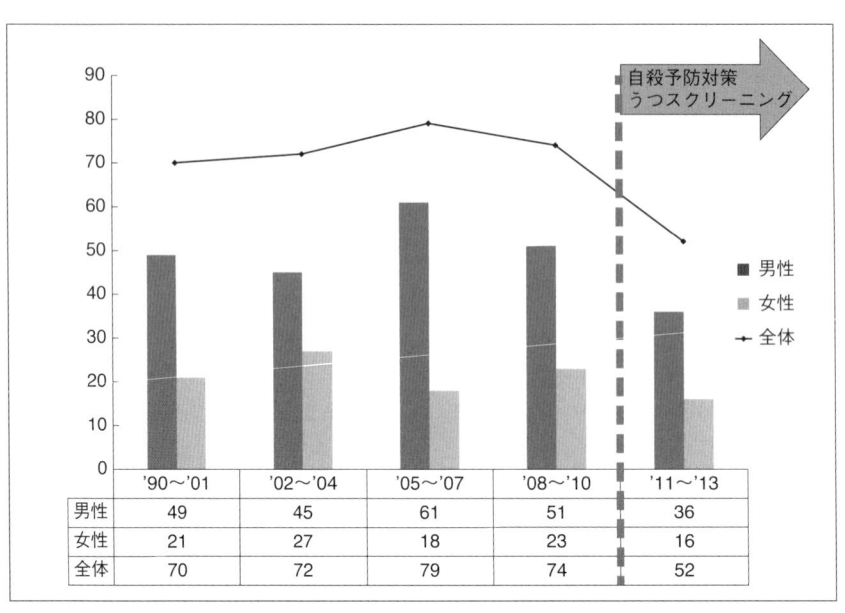

**図8-3　千歳市の自殺者数の推移**

| | '90〜'01 | '02〜'04 | '05〜'07 | '08〜'10 | '11〜'13 |
|---|---|---|---|---|---|
| 男性 | 49 | 45 | 61 | 51 | 36 |
| 女性 | 21 | 27 | 18 | 23 | 16 |
| 全体 | 70 | 72 | 79 | 74 | 52 |

千歳市の人口は93,212人（平成23年度住民基本台帳より）であり，今回の対象となった4,258人は千歳市民全体の4.6％に過ぎない。千歳市の自殺予防対策は「スクリーニングと介入」事業だけでなく，①普及啓発事業，②こころの健康づくり講演会，③ゲートキーパー研修会，など多彩な事業の一環であるものの，今回の自殺者数の減少は，「スクリーニングと介入」事業の成果と断定することはできない。わが国全体の自殺者数が2012年から減少傾向にあることも影響している可能性がある。また，もしこの事業を千歳市民全体に行ったとしたら，莫大な費用と人材（保健師など）が必要であり，実質的には不可能といわざるを得ない。

　**c. 今後の展望**

10,000人以内の規模の人口の少ない自治体であれば，地域の全住民に対してスクリーニングと介入を行うことができ，効果もあると思われる。今後は，その規模の人数の学校，会社，自治体で「スクリーニングと介入」事業が行われることが，費用対効果の点からみても妥当なのではないだろうか。

## 4. 被災地の高校生に対するスクリーニングと介入[7, 10]

### 1）背景

われわれは宮城県内の高校において，2011年3月に発生した東日本大震災から約1年後の2012年度に，被災地域の3高校に在籍する生徒に対する心理的支援に役立てるために「こころの健康に関する調査」を実施し，各症状のハイリスク者を抽出し面接などの支援を行った[7]。この調査では高校生の心理的な臨床像を把握し，ハイリスク群に対する介入に役立てることを意図したため，各高校と協力し生徒および保護者から同意を得て記名式の調査票を使用した。調査票には抑うつ症状の評価としてQIDS-Jを，不安症状の評価としてZung不安自己評価尺度（Zung Self-Rating Anxiety Scale：SAS）を，心的外傷後ストレス障害（PTSD）の評価として出来事インパクト尺度（Impact of Event Scale-Revised：IES-R）を用いた。

この結果をもとに各評価尺度においてカットオフ値を1つでも超えた生徒をすべてリストアップしたところ全生徒の約3割に達した。それらの生徒全員に対しスクールカウンセラー，養護教師および担任教師が面接した。全体の半数以上の生徒は1度目の面接時には落ち着いた状態であり，個別のケアはその時点で終了とした。全体の約10％の生徒は面接を継続する必要があったが，そこでじっくり話を聞いてもらうことで，4〜5回の面接で落ちついていった。医療が必要であると判断され精神科医の診察につながったケースは3例であり，薬物療法と精

神療法が行われ軽快した。また被災した高校生の心理面での経年変化を捉えるため2013年度にも同様の調査を実施した。

ここでは宮城県内の高校が行った震災後の取り組みと高校生の2012年度と2013年度の心理的変化から，震災後の高校生における抑うつおよび自殺の予防について検討した[10]。

### 2) 対象と方法

本研究の対象は，協力が得られた3高校の生徒のうち記名式の調査に同意が得られた生徒であり，2012年度は1,973名で2013年度は2,250名である。2012年度の高校3年生は発災時，高校1年生として在学中，高校1，2年生はそれぞれ中学2，3年生の終わりを迎えていた。2013年度の高校1年生は中学1年生で被災している。また，2012年の高校1，2年生が2013年の高校2，3年生であり，宮城県の高校の取り組みの効果を検討するためにそれぞれの結果を比較対象とした。また2013年度の高校1年生は調査および介入を受けていなかった未介入群として介入群である2013年度の2，3年生の結果と比較検討した。

本調査は宮城県教育委員会の協力のもと，まず県南部3高校に調査の趣旨，方法などの説明を行った上で調査協力の同意を得て行われた。調査協力への同意を得られた学校に説明文書と調査票を送付し，生徒および保護者への配布を依頼した。本調査は児童・生徒のプライバシーや人権に十分に配慮し，児童・生徒および保護者に対して調査の目的・方法の説明を行い，同意を得た上で行われたものである。

なお，調査票には学籍番号のみ記入することとし，それにより学校内でのみ個人を特定し，結果を生徒の心のケアに使用可能とした。調査結果の分析を行う側は匿名化したIDで情報を分析し，個人の特定ができないようにした。各学校から回収した調査票は北海道大学大学院保健科学研究院で電子情報化し，分析を行った。本研究は北海道大学大学院保健科学研究院の倫理委員会および宮城県立精神医療センター倫理委員会の承認を得て実施した。

### 3) 結果

#### a. 2012年度の結果について

2012年度の報告をまとめると，全体として高い抑うつ傾向，不安傾向を示し，深刻な被災をした生徒は，そうでない生徒と比べてPTSD傾向が高いこ

とが確認された[7]。抑うつ傾向，不安傾向およびPTSDの各要因相互の関連を調べるために2012年度のQIDS-J，SASおよびIES-R の各スコア間についてピアソンの積率相関係数を求めたところ，QIDS-J—SAS—IES-Rが示す3つの要因に関してはお互いに正の相関関係が示唆された（$P < 0.01$）。

#### b. 抑うつ症状の変化について

抑うつ症状の評価尺度であるQIDS-Jの平均スコアは図8-4に示すように，2012年では全体で5.8 ± 4.2で2013年では5.3 ± 4.2となっている。2012年の1，2年生と2013年の2，3年生の結果を比較すると有意にスコアが減少していることが確認された（対応のないt検定，$P < 0.05$）。

QIDS-Jで抑うつ症状が中等度以上と判断されるスコアが11点以上の者を抑うつ群とすると，2012年度では全体で15.1%が，2013年度では11.2%が抑うつ群であった。高校2，3年生（介入群）で抑うつ群の割合が大きく減っている。

QIDS-Jの項目12は，「死や自殺についての考え」であり，自殺念慮を推測する上で重要な質問であると考えられる。2点以上の者を自殺念慮ありとすると2012年では全体で8.0%に自殺念慮が認められ，3点の者を自殺の計画を立てたことがあると考えると，全体で5.1%に自殺の計画ありと認められた。2013年では自殺念慮ありが全体で7.5%であり，自殺の計画ありは2.1%であった。その結果を図8-5に示した。また，2013年の結果だけをみると高校2，3年のほうが高校1年生よりも平均スコアが低くなり抑うつ傾向の高リスク者の割合が低くなる傾向になっている。

#### c. 不安症状の変化について

不安症状の評価尺度であるSASの平均スコアは，2012年では全体で40.5 ± 5.8，2013年で40.2 ± 5.7であり，各学年別にみても大きな変化はなかった。QIDS-J同様に2012年の1，2年生と2013年の2，3年生の結果を統計解析したが有意な変化は確認されなかった。カットオフ値以上の者を不安症状ありと判断すると，2012年では全体で21.9%で2013年では19.8%であった。高校1年生では不安症状ありの者が増えており，高校2，3年生では不安症状ありの者の割合が減っている。

#### d. PTSD症状の変化について

PTSDの評価尺度であるIES-Rの平均スコアは図

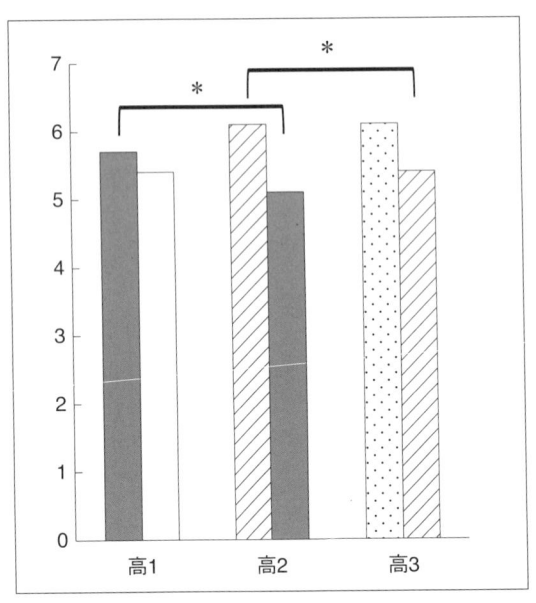

**図8-4　抑うつ症状（QIDS）の平均スコア**

※左が2012年，右が2013年で，2012年の1，2年生と2013年の
　2，3年生が対応
※＊：$P<0.05$
（井上貴雄，他：児童青年精医と近接領域 56：199-208，2015[10]）

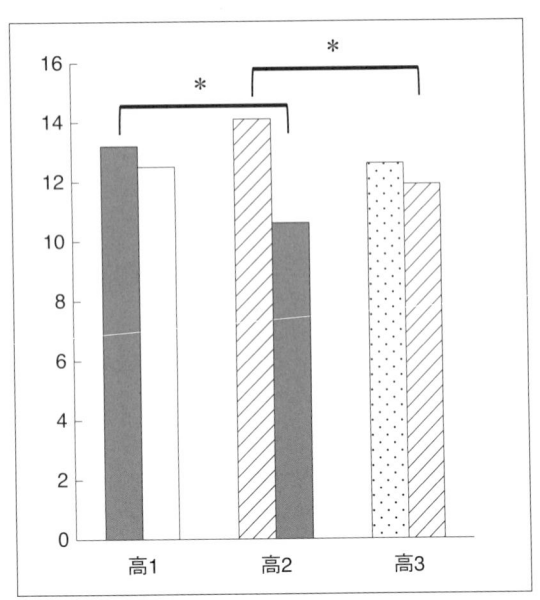

**図8-6　PTSD症状（IES-R）の平均スコア**

※左が2012年，右が2013年で2012年の1，2年生と2013年の
　2，3年生が対応
※＊：$P<0.05$
（井上貴雄，他：児童青年精医と近接領域 56：199-208，2015[10]）

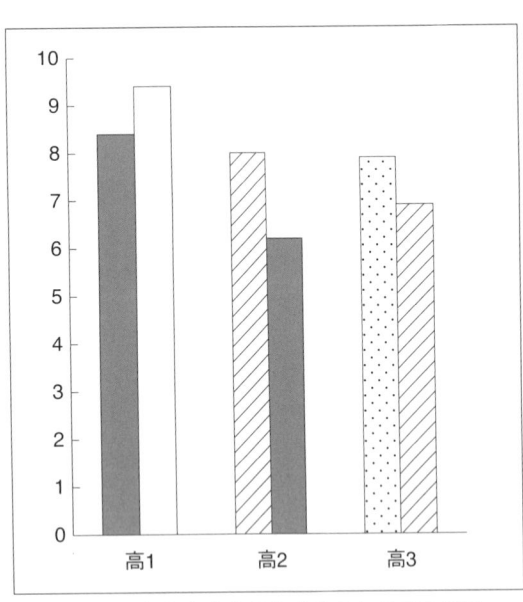

**図8-5　自殺念慮ありと考えられる者の割合**

※左が2012年，右が2013年で，2012年の1，2年生と2013年の
　2，3年生が対応
（井上貴雄，他：児童青年精医と近接領域 56：199-208，2015[10]）

8-6に示すように2012年では全体で 13.3 ± 15.7 で
2013年では 11.2 ± 15.1 であった。2012年の1，2年生

と2013年の2，3年生の結果を比較すると有意にスコアが減少していることが確認された（対応のないt検定，$P<0.05$）。カットオフ値以上の者をPTSD群と判断すると，2012年では全体で19.3％であり，2013年では16.3％であった。各学年ともにPTSD群も減少傾向にあった。

**4）考察**

**a. 震災後の高校生の心理的状況―2012年度の結果から―**

2012年度の「こころの健康に関する調査」[7] から，震災後の高校生は抑うつ傾向，不安傾向が高く，PTSD傾向も存在し，3つの傾向が互いに関連していることが確認され，震災後の高校生に対する心のケアの重要性が確認された。

**b. 1年後のスコアの変化―2012年度と2013年度の比較―**

介入1年後の心理的変化については2012年度の1，2年生と2013年度の2，3年生の比較からQIDS-Jのスコアが有意に低くなり，抑うつ群の割合が減少したことが確認された。また自殺念慮に対する質問項目においても平均スコアが低くなり高リスク者の割合も減少したことが確認された。今回比較した

データは調査・介入を受けた集団であり，その前後で改善の傾向が示唆されたことから，震災後の高校生に対する記名式の調査およびカウンセラーや教師による相談や精神科医への紹介による支援は有効であったと考えられる。

また，抑うつ傾向，不安傾向およびPTSD傾向において互いに相互の関連があることが示唆された。今回の介入では各スコアが1つでもハイリスクと判断された生徒全員に対して介入が実施され，抑うつ傾向だけでなく不安傾向やPTSD傾向においても介入の前後で平均スコアが改善したかあるいは高リスク者の割合が減少した。今回確認された相関関係は抑うつ傾向，不安傾向およびPTSD傾向のいずれかのリスクが高まれば抑うつ傾向および自殺の危険性が高まる可能性があることを意味しており，いずれかの傾向でハイリスクと判断される者全員を介入の対象にするという方法は重要であったと考えられる。

2013年度における抑うつ傾向や自殺念慮の平均スコアやハイリスク者の割合は介入を受けた高校2，3年生と介入を受けていない高校1年生では，介入群である高校2，3年生のほうが低い値を示すことが確認された。質問紙による調査で一般の高校生では学年が上がるごとに抑うつ症状のスコアが高くなる傾向にある。今回の2012年度の調査でも高校1年生よりも高校2年生，3年生においてスコアが高い傾向にあったが，2013年度の結果では，未介入群である高校1年生のスコアが高くなっていた。この点からも今回の宮城県内の高校の取り組みが有効であったのではないかと考えられる。

### c. 震災後の自殺予防について

今回の高校生に対するスクリーニングと介入プログラムは有効であったと考えられる。抑うつ症状（QIDS-J），自殺念慮，不安症状（SAS），PTSD傾向（IES-R）を記名式で調査したことにより，リスクのある生徒をスクリーニングすることが可能となった。また，そのうち1つでも基準値を超えていた生徒全員にカウンセラーと教員が介入したことが重要であったと考えられる。

### d. スクリーニングと介入プログラムの意義と問題点

それでは，この方法を一般の学校に導入することは可能だろうか。今回のスクリーニングと介入プロ

グラムは，生徒の心理状態に危機感を抱いた宮城県の高校の教師および関係者の方々の強い情熱と信念がなければ実行することはできなかったと考えられる。その強い情熱と信念が生徒および保護者の同意を推し進めたのであると思われる。今回の宮城県の3校の生徒2,532人のうち記名式調査に同意が得られた者は78%の1,973人であった。宮城県の高校生のモチベーションの高さがうかがえる。

また，一次スクリーニングでリスクがあるとされた生徒が全体の約3割にのぼったにもかかわらず，すべての生徒を面接したことが成功の要因と考えられるが，カウンセラーおよび教師の負担の大きさは計り知れない。これを一般の学校に導入することはマンパワーの観点から考えると，大きな困難が予想される。

二次スクリーニングでカウンセラーおよび教師のカウンセリングが継続となった生徒はリスクがあるとされた生徒の約3割であったという。前述のように，2012年の1，2年生が2013年の2，3年生として心理状態が改善しており，初めて調査を受ける2013年の1年生よりも各平均スコアで低い値を示したことから，スクリーニング調査を受けたこと自体が生徒の自己認識の高まりや自己治療活動などにつながった可能性が考えられる。すなわち，メンタルヘルス・リテラシーの高まりが存在したと考えられるのである。

以上から，今回のようなスクリーニングと介入プログラムが成功するためには，学校，児童・生徒，保護者，医療関係者およびそれを取り巻く地域の住民すべての認識の高まりと，是非やり遂げるという強い信念が必要であると思われた。今後のわが国のメンタルヘルス・リテラシーの高まりを期待したいと思う。

## Ⅱ 学校における自殺予防プログラム

第7章で述べたように，最近10年間で，とても質の高い学校ベースの自殺予防プログラムの評価研究が行われるようになった。学校におけるメンタルヘルス・リテラシー，自殺リスクの認識，対処技術トレーニングを強調している3つの大きなRCTでは，一貫してフォローアップによって自殺企図と自殺念慮が減少したと報告されたのである[4, 25, 26]。

ここでは米国のマサチューセッツ州で行われている自殺予防プログラムである「SOS（Signs of Suicide）」プログラム[3]と，そのなかで重要な役割を担っている対処方法である「ACTプログラム」[11]について解説する。

## 1. SOSプログラム

### 1) SOSプログラムの目的

SOSプログラムによる自殺予防教育のねらいは，①自殺に関する正しい知識を提供することで自殺は防ぎうるものであると伝えること，②友人の自殺の危機に遭遇した際にゲートキーパーとして適切な行動がとれるようになること，③危機的な状況に陥った際に他者に援助を求めること（援助希求）の重要性を知り生涯を通じてのメンタルヘルスの基礎を築くことである。

### 2) 準備段階

まず準備段階として，スタッフが適切な研修を受け，研修を受けたスタッフを核として教師間の合意形成を行い，本人および保護者への説明と同意を得ることが必要である。

### 3) プログラムの実施

①自殺者数，手段，背景といった自殺に関する事実を示して自殺の深刻さを伝える。その際，自殺を断罪したり，逆に美化したりすることはせずに，データそれ自体が事態の深刻さを浮かび上がらせるという方法をとる。

②うつ病や自殺の危機にある友人に対する対処方法に関するDVDをみることで，正しい対処方法を学んでもらう。うつ状態のサインや自殺の危険信号などを理解させるようにグループ・ディスカッションを進める。並行して，DVDのなかに繰り返し提示されるACTの解説も行う（後述）。

③プログラムの最後に，うつ病や自殺願望に関するスクリーニングを実施する。

### 4) フォローアップ

生徒たちは地域の医療機関についての情報について説明を受ける。スクリーニングの評価点が高い場合は自分で受診するように生徒に働きかける。

### 5) スクリーニングの問題点

SOSプログラムでは，スクリーニングで陽性と判定された生徒をただちに専門家による診断へつなげ

るという二段階のスクリーニングの体制はとらない。SOSのスクリーニングは生徒自身が実施し，自分で評点をつけて，評点が高い場合は自ら医療機関を受診するよう働きかけるものである。

多くの研究者や自殺予防の専門家は学校におけるスクリーニングの価値を提唱しているが，学校でこれを実施することに対していくつかの壁がある。学校側が懸念するのは，疑陽性率の高さ，スクリーニングを適切に実施するために必要な資源，生徒を専門的な治療に紹介することに関する倫理的・法的問題などである。さらに，自殺リスクが高いと判定された生徒に対して誰が面接を行うのか，地域に専門医療機関が少なくて治療を受けられない場合はどうするのかなどの問題もある。また，米国では学校でのスクリーニングをプライバシーの侵害であるとみる人も多いために，これまで政治的にも多くの論争を招いてきたのである。

## 2. ACTプログラム

### 1) ACTプログラムとは何か

ACTプログラムは，"Acknowledge"（気づき），"Care"（かかわり），"Tell"（つなぎ）という3つの単語の頭文字をとったものであり，この3つの言葉にその内容が要約されている。そこで強調されているのは以下のことである。

「自傷は，つらさを紛らわすのに最善な方法ではないが，最悪のことではない。それは助けを求めるサインなのである。だから，友人の自傷に気づいたら，見て見ぬふりをせずに，その人にかかわり，『あなたの助けになりたい』と伝えて，信頼できる大人につなげよう。もしも友人から『秘密にして』と頼まれても，その通りにしてはいけない。彼らには専門家の助けが必要である」[11, 22]。

### 2) DVDによる援助希求能力の育成

生徒向けDVDは以下の3つのセクションから構成されている。

①ドラマ仕立ての対応例を提示し，生徒に対して，友人の自傷に対してどのような態度で，どのように対応すればよいのかを，具体的に示す。そこでは，まず，間違った対応法（たとえば，怒る，自傷の是非をめぐって議論する，打ち明けられたことを秘密のままにしておくなど）が提示され，続いてその後に，正しい対応

#### 表8-1　ACTION-Jで実施された試験介入プログラム

1）危機介入
2）心理教育
3）家族に対する心理教育
4）退院後の定期面接と社会的支援の導入
5）精神科受診の勧奨
6）精神科と身体科との連携の促進
7）精神科受診中断者への受診勧奨
8）専用WEB（心理教育と情報提供）供覧

（国立精神・神経医療研究センター：自殺企図の再発予防にケース・マネジメントが有効―6ヵ月にわたって自殺企図を抑止.
2014をもとに作成）

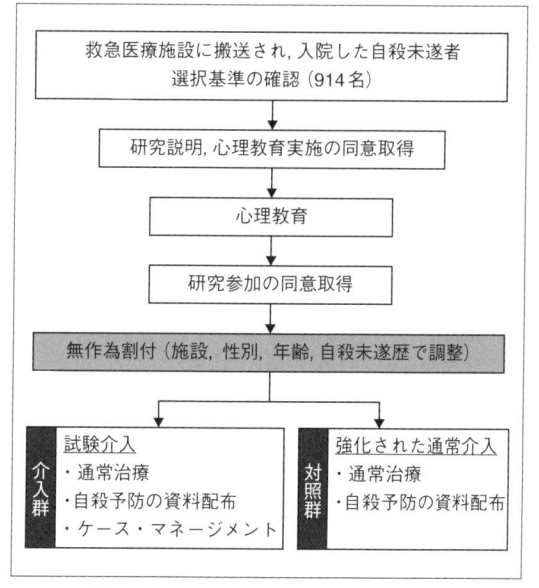

#### 図8-7　ACTION-Jのフローチャート

（国立精神・神経医療研究センター：自殺企図の再発予防にケース・マネジメントが有効―6ヵ月にわたって自殺企図を抑止.
2014）

法（たとえば，友人のことを心配していること，信頼できる大人に話す必要があることを伝えるなど）が提示される。

②専門家との面接：生徒役の俳優が，カウンセラーに対して自傷のことを打ち明け，援助を受けることに同意するプロセスが描かれている。

③自傷からの回復者エイミーの体験談：エイミーが強い感情的苦痛への対処として行っていた自傷について，自分自身の体験を話してくれている。彼女はまた，新しい対処法を身につけて自傷を止めていく上で，治療がいかに役立ったのかについても語ってくれている。

### 3. わが国における自殺予防教育の実施可能性

わが国における自殺予防教育は，ごく限られた範囲で，一部の熱心な教師によって実施されているに過ぎないのが現状である[23]。一般の教師や保護者は，自殺に関しては腫れ物にさわるような，タブーにしておきたいものという認識であると思われる。あるいは管理職としては，「自分を大切に」とか「命の尊さ」などといった道徳教育がまず頭に浮かぶのかもしれない。自傷に関しても，ただ問題行動を禁止するという態度をとりかねない。残念ながら，わが国は，海外の国々と比べると，教育現場における自殺予防教育が最も遅れているといわざるを得ない。

ただ，北海道の教員研修などでは，「児童生徒の自殺予防対策」や「子どものうつ病と自殺予防」を演題とした講演者としてよばれることが多くなっていることから，真剣に児童・生徒の自殺予防教育に関心を持っている教師も少なくないことは事実である。

ある。

今後は，すべての学校において自殺予防教育を行うことは困難が多いと思われるため，関心の高い教師と理解のある管理職がおり，地域の専門家からも協力を得られるモデル地域やモデル校において試行してみるという取り組みを行うことが現実的であると思われる[23]。

### Ⅲ 自殺企図者に対する再企図防止のためのケース・マネージメント介入プログラム

第2章でも述べたが，自殺企図の既往は，最も明確，かつ強力な自殺の危険因子の1つである。フィンランドで行われた自殺既遂者調査によれば，40%以上に過去の自殺未遂が認められた[24]。自殺未遂ないし故意の自傷をその後9年以上追跡した研究では，その3〜12%が自殺の転帰をたどっている[8]。すなわち，自殺未遂者は，その後，自殺企図をまた繰り返し，最終的には自殺死亡に至る可能性が高く，自殺未遂者の自殺再企図を防ぐことは，自殺予防対策の重要課題である[13]。

そのようななか，2005年から厚生労働省による「自殺対策のための戦略研究」が開始され，その一

表8-2　研究に参加した自殺未遂者の背景と主たる精神科診断

| | | 介入群：%<br>(n=460) | 対照群：%<br>(n=454) |
|---|---|---|---|
| 性別（女性%） | | 57 | 55 |
| 年齢（65歳以上%） | | 9 | 10 |
| 自殺未遂歴（無%） | | 50 | 52 |
| 主たる精神科診断 | 物質関連障害 | 4 | 6 |
| | 統合失調症関連障害 | 20 | 19 |
| | 気分障害 | 47 | 46 |
| | 適応障害 | 22 | 20 |
| | その他 | 7 | 9 |

（Kawanishi C, et al. : Lancet Psychiatry 1 : 193-201, 2014[12]より引用して改変）

環として，「自殺企図の再発防止に対する複合的ケース・マネージメントの効果：多施設共同による無作為化比較試験（通称ACTION-J）」が実施された。その研究成果はLancet Psychiatryに掲載され[12]，わが国から世界に先駆けて，初めて科学的根拠をもって自殺未遂者への介入方略が示されたのである[9]。ここでは，その概略を解説し，子ども・若者に対するケース・マネージメントの可能性について検討したい。

## 1. ACTION-Jの概略

救命救急センターと精神科が連携関係にある全国17施設からなる研究班（ACTION-Jグループ）が組織され，自殺未遂者に対する支援プログラム（ケース・マネージメント：表8-1）が新たに開発され，その効果が多施設共同無作為化比較試験により検証された。

具体的には，救命救急センターに搬送され救命された自殺未遂者に対して，まず，危機介入，精神医学的アセスメント，心理教育などの高い水準の支援を実施し，十分な説明と同意を得た後に，介入群と対照群とに無作為割付を行い，ケース・マネージメントの効果を比較検証した（図8-7）。対照群（通常介入群）にもかなり自殺予防に資すると考えられる強い介入を行ったといえるだろう。

その結果，914名の患者がエントリーし，460名が介入群に，454名が対照群に割付された。その背景は表8-2のようであり，属性は同等であった。

## 2. ACTION-Jの成果

本研究により，ケース・マネージメントは自殺未遂者の自殺再企図を長期間抑止することはできなかったものの，6ヵ月間にわたって強力に抑止することが，高い科学性をもって明らかにされた。その結果を表8-3に示す。ケース・マネージメントを実施した場合に，対照群に比較して1ヵ月の時点で約5分の1（リスク比0.19）に，3ヵ月の時点でも約5分の1（リスク比0.22）であり，6ヵ月の時点では2分の1（リスク比0.50）という有意な自殺再企図割合の減少効果が認められた。統計的な有意差は認められなかったが，12ヵ月後，18ヵ月後の時点でも自殺再企図割合の減少は継続していた。この効果は，女性，40歳未満，自殺未遂歴があった者により強く認められた。以上のことから，自殺企図後の適切な時期に，救急医療機関でのケース・マネージメントを行い，地域における支援へつなげていくことが重要であると考えられた。

2016年4月，ACTION-J介入モデルが施策化され，診療報酬請求をすることができることとなった。ACTION-Jのケース・マネージメント・プログラムを忠実に実施することが前提であるため，算定することが可能な医療機関は限られているが，画期的な出来事であったということができる。

## 3. 子ども・若者に対するケース・マネージメントの可能性

ACTION-Jでは，対象の自殺未遂者の選択基準の1つが20歳以上であったため，児童・青年期の子ども・若者が対象となっていなかった。そのため，ケース・マネージメントが児童・青年期にも応用可能かどうかは明らかではない。ここでは，ケース・マネージメントが子ども・若者にも有効であると思われる点を列挙してみたい。

### 1）構造化されている

ACTION-Jのケース・マネージメントはきわめて構造化されている点が特徴である。これまで，自殺未遂者には腫れ物にさわるような対応がなされ，受診も本人の意思が尊重され，結局は受診中断になってしまうことが少なくなかったと思われる。本人および家族に心理教育が行われ，積極的に精神科受診が勧奨され，定期的に面接を行うことによって，自殺未遂者は受診へのモチベーションが高ま

表8-3　自殺再企図割合の減少効果

| | 1ヵ月後 | 3ヵ月後 | 6ヵ月後 | 12ヵ月後 | 18ヵ月後 |
|---|---|---|---|---|---|
| リスク比<br>(95%信頼区間) | 0.19<br>(0.06〜0.64) | 0.22<br>(0.10〜0.50) | 0.50<br>(0.32〜0.80) | 0.72<br>(0.50〜1.04) | 0.79<br>(0.57〜1.08) |

(Kawanishi C, et al. : Lancet Psychiatry 1 : 193-201, 2014[12] より引用して改変)

り，治療者とともにこの難局に立ち向かおうという気持ちが湧いてくるのだと思われる。この治療構造は子ども・若者に対する精神科治療の構造とよく似たものである。

### 2) 孤立感・無価値感が癒され，道筋がみえてくる

自殺未遂者，とくに若年者は，救命救急センターに搬送されたあと，「どうしてよいかわからない」「自分には価値がない」「自分は何をやってもだめだ」というような，茫然自失，無価値感，無力感でいっぱいになっていると思われる。また，孤立感・孤独感にさいなまれているかもしれない。そのまま病院から帰されても，引きこもりがちの生活が続くこともまれではない。そのような状態の自殺未遂者に対して，治療スタッフが真摯に話を聴いてくれ，心理教育を行ってくれ，さまざまな社会資源を紹介してくれることは，子ども・若者にとって，孤立感・無価値感が癒され，将来の道筋がみえてくる初めての体験となるかもしれない。

### 3) 家族を巻き込んだアプローチである

ケース・マネージメントを行うことによって，必然的に家族を巻き込み，家族への心理教育も行われていくことになる。したがって，定型的なものではないが，むしろ良質な家族療法的なアプローチが行われる可能性がある。子ども・若者にとっては，親が心配することが負担でこれまでいえなかった自殺念慮，絶望感，無力感などが，初めて家族に知らされることになる場合も少なくない。治療スタッフから丁寧に説明を受けることで，家族の理解はスムーズに進み，子どもと家族の相互理解も促進されるだろう。子ども，家族，治療スタッフが協力して対処していく意識が高まると考えられる。

### 4. 今後の課題

#### 1) 精神科医療の課題

ACTION-Jチームでは精神科医と救急医と精神科医の連携は良好であったが，多くの救急医療を行っている総合病院において，精神科医が不在であ

ることが少なくない。児童・青年精神科医はさらに少ないことはいうまでもない。また，精神科があったとしても，救命救急センターに精神科医が常駐している施設は全国でもわずかであり，救命救急センターとのリエゾン体制が整備されている施設も決して多くはない。

#### 2) ケース・マネージャーの養成

ACTION-Jで開発されたケース・マネージメントを忠実に実行する人材の養成が重要な課題である。ケース・マネージメントを実施する人材を養成する研修会が開催されているが，これは自殺未遂者に接するすべての職種が受講する必要があるだろう。

#### 3) 地域との連携

救命救急センターを退院・転院した後の地域との連携もきわめて重要な課題である。ACTION-Jでは救命救急センターをもつ総合病院が最低でも1年半にわたり継続支援を行うことができたが，実地臨床では，地域への移行をスムーズに行っていかなくてはならない。その際，地域の精神科受診を望まない患者・家族もいることだろう。そこで支援から脱落してしまうことが少なくないと予想される[9]。子ども・青年の場合は，児童・青年精神科医がいない地域も少なくない。地域との連携が今後の大きな課題であると思われる。

## Ⅳ 児童・青年期のうつ病の治療ガイドライン

第7章でも述べたように，児童・青年期のうつ病に対する有効な治療は，自殺・自傷予防戦略の重要な方法である。したがって，児童・青年期のうつ病に対する治療ガイドラインの作成が不可欠である。これまでガイドラインの作成が困難であったのは以下の理由による。

第1に，児童・青年期うつ病の概念の変遷の問題がある。1980年以前，児童・青年期のうつ病はほとんど脚光を浴びることなく，きわめてまれな疾患

であると考えられてきた。しかし，DSM-III[2]に代表される操作的診断基準が用いられるようになると，大人のうつ病の診断基準を満たす子ども，青年の存在が認められるようになったことから注目を集めるようになった。つまり，当初は大人のうつ病と同じ概念であったのである。その後，児童・青年期のうつ病の臨床的特徴，さらには注意欠如・多動症（ADHD），素行症（CD），自閉スペクトラム症（ASD）などの発達障害が併存しやすいことが明らかになってきた。最近では，双極性障害への移行の多さ，DSM-5[1]における新しい概念の重篤気分調節症（Disruptive Mood Dysregulation Disorder : DMDD）の登場，それらとの異同の問題がクローズアップされている。すなわち，この40年の間に児童・青年期うつ病の概念は大きく変遷してきたのである。

　第2に，児童・青年期うつ病の診断の問題である。診断と見立ては治療方針を決定するために不可欠なものである。DSM-IIIによる操作的診断基準によって初めてその存在が認められるようになった児童・青年期のうつ病であるが，原因や発症機制を考慮しないDSM診断の限界を認識する必要がある。また，併存障害（comorbidity）の有無，発達障害が併存しているのであれば，その程度はどれくらいなのかについて十分確認することが不可欠である。さらに，診断・評価において海外で使用されている構造化面接・評価尺度が翻訳・標準化されているものが少ないことも問題である。

　第3に，わが国における児童・青年期うつ病に対する治療のエビデンスは限られており，成人期うつ病のエビデンスが必ずしも適用できないことがあげられる。海外においては，児童・青年期うつ病に対する薬物療法として，fluoxetineをはじめとするいくつかの抗うつ薬の有効性が示されているが[6]，わが国では系統的な研究は皆無である。また精神療法においても，わが国では児童・青年期うつ病に対する認知行動療法（CBT）や対人関係療法（IPT）の系統的な研究は行われていないのが現状である。

　第4に，児童・青年期うつ病に対する抗うつ薬（とくにSSRI）による自殺関連事象の増加という副作用の問題がある。2003年の英国におけるパロキセチンの児童・青年期うつ病に対する自殺関連事象の報告以来，とくに児童・青年期に特有なSSRIの

自殺関連事象の危険性に対する分析が複数報告され，FDAでは抗うつ薬の添付文書に黒枠警告表示（Black Box Warning）が記載されるようになった。一方，その後，SSRIの使用頻度の減少と児童・青年期の自殺既遂の増加に相関が認められることが報告され，うつ病の児童・青年が抗うつ薬服用により自殺関連事象を経験するよりも，抗うつ薬から得られるベネフィットのほうが大きいことを示唆する報告も少なくない。

　以上の背景を十分に考慮に入れて，このたび筆者は厚生労働科学研究（障害者対策総合研究開発事業：精神医学分野）報告書において，「児童・青年期うつ病に対する治療ガイドライン」を作成した。それを巻末の「付録」に示した。参考にしていただけると幸甚である。

## REFERENCE

1) American Psychiatric Association : Diagnostic and Statistical Manual of Mental Disorders, 5th Edition (DSM-5). American Psychiatric Association, Arlington, 2013

2) American Psychiatric Association : Diagnostic and Statistical Manual of Mental Disorders, 3rd Edition (DSM-III). American Psychiatric Association, Arlington, 1985

3) Aseltine RH Jr, DeMartino R : An outcome evaluation of the SOS suicide prevention program. Am J Public Health 94 : 446-451, 2004

4) Aseltine RH Jr, James A, Schilling EA, et al. : Evaluating the SOS suicide prevention program : a replication and extension. BMC Public Health 7 : 161, 2007

5) 傳田健三 : 2016年度 児童生徒の心の健康に関する調査報告書. 2017

6) Emslie GJ, Rush AJ, Weinberg WA, et al. : A double-blind randomized, placebo-controlled trial of fluoxetine in children and adolescents with depression. Arch Gen Psychiatry 54 : 1031-1037, 1997

7) 舩越俊一, 大野高志, 小高　晃, 他 : 自然災害の諸要因が高校生の心理状態に及ぼす影響の検討—東日本大震災から1年4ヵ月後の高校生実態調査—. 精神誌 116 : 541-554, 2014

8) Hawton K, Zahl D, Weatherall R : Suicide following deliberate self-harm : Long-term follow-up of patients who presented to a general hospital. Br J Psychiatry 182 : 537-542, 2003

9) 平安良雄, 河西千秋 : 自殺未遂者の再企図予防で重要なもの—ACTION-Jの成果からみえてきたもの—. 精神科治療 30 : 351-354, 2015

10) 井上貴雄, 舩越俊一, 本多奈美, 他 : 高校生に対する震

災後の抑うつおよび自殺予防について. 児童青年精医と近接領域 **56**：199-208, 2015

11）Jacobs D, Walsh B, McDade M, et al. : Signs of self-injury : ACT® to prevent self-injury high school implementation guide and resources, Screening for Mental Health, Inc. and The Bridge of Central MA, 2007（松本俊彦 監訳：学校における自傷予防―「自傷のサイン」プログラム実施マニュアル. 金剛出版, 東京, 2010）

12）Kawanishi C, Aruga T, Ishizuka N, et al. : Assertive case management versus enhanced usual care for people with mental health problems who had attempted suicide and were admitted to hospital emergency departments in Japan（ACTION-J）: a multicentre, randomized controlled trial. Lancet Psychiatry **1** : 193-201, 2014

13）河西千秋：科学的根拠を踏まえた新しい自殺未遂者ケアのアプローチ. こころの健康 **31** : 23-26, 2016

14）King CA, Foster CE, Rogalski KM : Teen Suicide Risk : A Practitioner Guide to Screening, Assessment, and Management. Guilford Press, New York, 2013（高橋祥友 監訳：十代の自殺の危険：臨床家のためのスクリーニング, 評価, 予防のガイド. 金剛出版, 東京, 2016）

15）Oyama H, Sakashita T, Hojo K, et al. : A community-based survey and screening for depression in the elderly : the short-term effect on suicide risk in Japan. Crisis **31** : 100-108, 2010

16）大山博史, 坂下智恵, 工藤　薫, 他：高齢者のうつ病と自殺予防. Geriat Med **47** : 1477-1482, 2009

17）Oyama H, Sakashita T, Ono Y, et al. : Effect of community-based intervention using depression screening on elderly suicide risk : a meta-analysis of the evidence from Japan. Community Ment Health J **44** : 311-320, 2008

18）大山博史, 坂下智恵：わが国における高齢者自殺とその予防―現状と課題―. 老年精医誌 **19** : 153-161, 2008

19）大澤茉梨恵, 井上貴雄, 安井勇輔, 他：一般市民における抑うつ傾向―自殺予防対策としてのうつスクリーニング事業から―. 臨精医 **43** : 249-257, 2014

20）大山博史, 坂下智恵, 千葉敦子, 他：うつ病スクリーニングを用いた中高年者自殺予防のための地域介入―北東北地方における知見より. 日社精医会誌 **22** : 322-331, 2013

21）大山博史, 坂下智恵：Ⅶ. 自殺プロセスに入り込まないために 4. 地域での対策, 張　賢徳 編：専門医のための精神科臨床リュミエール29, 自殺予防の基本戦略. 中山書店, 東京, pp183-190, 2011

22）松本俊彦：自傷・自殺する子どもたち. 合同出版, 東京, 2014

23）阪中順子：学校現場から発信する子どもの自殺予防ガイドブック：いのちの危機と向き合って. 金剛出版, 東京, 2015

24）Suominen K, Isometsä E, Heilä H, et al. : General hospital suicides : a psychological autopsy study in Finland. Gen Hosp Psychiatry **24** : 412-416, 2002

25）Wasserman D, Hoven CW, Wasserman C, et al. : School-based suicide prevention programmes : the SEYLE cluster-randomised, controlled trial. Lancet **385**（9977）: 1536-1544, 2015

26）Wilcox HC, Kellam SG, Brown CH, et al. : The impact of two universal randomized first-and second-grade classroom interventions on young adult suicide ideation and attempts. Drug Alcohol Depend **95**（Suppl 1）: S60-S73, 2008

# 付録

# 児童・青年期のうつ病に対する治療ガイドライン

# 児童・青年期のうつ病に対する治療ガイドライン

## はじめに

1980年以前，児童・青年期のうつ病はほとんど脚光を浴びることなく，きわめてまれな疾患であると考えられてきた。しかし，DSM-III[3]に代表される操作的診断基準が用いられるようになると，大人のうつ病の診断基準を満たす子ども，青年の存在が認められるようになったことから注目を集めるようになった。つまり，当初は大人のうつ病と同じ概念であったのである。その後，児童・青年期のうつ病の臨床的特徴，さらには注意欠如・多動症（ADHD），素行症（CD），自閉スペクトラム症（ASD）などの発達障害が併存しやすいことが明らかになってきた。最近では，双極性障害への移行の多さ，DSM-5[1]における新しい概念の重篤気分調節症（DMDD）の登場，それらとの異同の問題がクローズアップされている。すなわち，この40年の間に児童・青年期うつ病の概念は大きく変遷してきたということができる。

まず，児童・青年期うつ病の診断について述べる。診断と見立ては治療方針を決定するために不可欠なものである。DSM-IIIによる操作的診断基準によって初めてその存在が認められるようになった児童・青年期のうつ病であるが，原因や発症機制を考慮しないDSM診断の限界を認識する必要がある。また，併存障害（comorbidity）の有無，発達障害が併存しているのであれば，その程度はどれくらいなのかについて十分確認することが不可欠である。なお，本稿における「児童・青年期のうつ病」とは，DSM-5におけるうつ病を指すものである。

次に，児童・青年期うつ病の治療的アプローチについて概観する。児童・青年期のうつ病に対してfluoxetineがプラセボとの二重盲験比較試験において有効性が実証されたのは1997年のことである[24]。

それ以来，薬物療法としてさまざまな抗うつ薬の有効性が試され，その効果と限界が検討されてきた。精神療法としては，海外では認知行動療法（CBT）や対人関係療法（IPT）の有効性を示すエビデンスがいくつか報告されているが[12, 16, 46, 47, 55, 67]，わが国では精神療法の系統的な研究はいまだに行われていない。薬物療法においても精神療法においても，児童・青年期うつ病に対する有効な治療のエビデンスはきわめて少ないのが現状なのである。

また，わが国は子ども・青年の自殺がきわめて多い国であることを忘れてはならない。1998年以降，わが国の自殺者数は毎年30,000人を超えるという異常事態が続いていた。2012年の全国自殺者数は15年ぶりに30,000人を下回り，その後も減少が続いているが，その要因としては50歳代，60歳代の自殺者数の減少によるもので，若い世代の自殺はいまだ深刻な状況にあるのが現状である。わが国の子ども・青年の自殺は死因の第1位（先進国では日本のみ）である。また，わが国の15～34歳の年齢階層別自殺率は，人口10万人あたり17.8人であり，先進7ヵ国のなかでは最も多く，2位の米国13.3人の1.3倍なのである[37]。10歳代，20歳代の自殺者数は1998年に増加した後，横ばいの状態が続いているが，わが国は近年急激な少子化の状況にある。厚生労働省が発表した平成29年版自殺対策白書の年齢別自殺率の年次推移によれば[37]，自殺率でみると，10歳代の自殺率は1998年に上昇したまま高止まりの状況が続いており，20歳代は1998年の約2倍に増加している。すなわち，わが国の子ども・青年の自殺率は，世界で最も高い水準にあるということが可能である。Bridgeら[14]の若者の自殺に関するレビューでは，若者の自殺既遂者357人のうち，何らかの精神障害をもっていた者は70～95％であり，何らかの気分障害をもっていた者は44～76％で

あった。その内訳は，大うつ病性障害 15 ～ 54%，気分変調症 4 ～ 22%，双極スペクトラム障害 2 ～ 22%，適応障害 5 ～ 21% であった。児童・青年期にかかわるわれわれは，わが国の高い児童・青年期の自殺率を深刻に受け止めなければならない。

そのような状況のなかで，本稿では，わが国における「児童・青年期のうつ病に対する治療ガイドライン」を作成する。そのために，次の 7 つの Clinical Question を設定し，検討を行った。

①すべての治療ステージに行う基本的な介入とは何か
②児童・青年期うつ病に対する初期の評価とマネージメントは何か
③英米のガイドラインではどのような治療法が推奨されているか
④重症度に応じた初期の治療的アプローチは何か
⑤児童・青年期うつ病に対する有効な精神療法は何か
⑥児童・青年期うつ病に対する有効な薬物療法は何か
⑦わが国で推奨される児童・青年期うつ病に対する治療法とは何か

の 7 項目である。

# I 児童・青年期のうつ病の基本的特徴

## 1. 発症年齢，有病率

Zisook ら[68]は，非精神病性大うつ病性障害で通院中の成人外来患者（18 ～ 75 歳）4,041 人を対象として，発症年齢および転帰調査を行った。発症年齢が 12 歳未満の児童期発症群は 12.0%，12 歳以上 17 歳未満の青年期発症群は 25.2% であり，児童・青年期発症群は 37.2% にのぼった。若年発症ほど，非婚姻率が高く，社会的・職業的機能が低く，QOL が低く，医学的・精神医学的 comorbidity が多く，自己評価が低く，自殺企図が多かった。

Hasin ら[30]は，米国の 43,000 人の一般市民（18 歳以上）に構造化面接を行い，大うつ病性障害の有病率と発症年齢を調査した。その結果，12 ヵ月有病率は 5.3%，生涯有病率は 13.2% であった。うつ病の発症年齢は，12 ～ 16 歳の青年期に急激に増加し，成人期とほぼ同じ値となっていた。

Merikangas ら[44]は，米国の 10,123 人の一般の青年（13 ～ 18 歳）に構造化面接を行い，青年期うつ病の有病率調査を行った。その結果，大うつ病性障害あるいは気分変調性障害と診断された青年は 11.7%（男性 7.7%，女性 15.9%）であり，そのうち重度の障害を呈した者は 8.7% であった。年齢別では，13 ～ 14 歳 8.4%，15 ～ 16 歳 12.6%，17 ～ 18 歳 15.4% と，年齢とともに高くなっていた。

以上をまとめると，児童・青年期のうつ病は児童期から存在し，12 歳ごろから急激に増加し，15 ～ 17 歳で成人の有病率とほぼ同じ値になる。青年期になると女性が男性の約 2 倍となり，年齢とともに有病率も増加する。また，若年発症のうつ病の社会的・職業的転帰は，成人発症のうつ病と比較して不良という結果であった。

## 2. 臨床像と分類

DSM-5 の抑うつ障害群（Depressive Disorders）には，重篤気分調節症（DMDD），うつ病（抑うつエピソードを含む），持続性抑うつ障害（気分変調症），月経前不快気分障害，物質・医薬品誘発性抑うつ障害，ほかの医学的疾患による抑うつ障害，ほかの特定される抑うつ障害，そして特定不能の抑うつ障害が含まれる。これらの疾患に共通する特徴は，悲しく，虚ろな，あるいは易怒的な気分が存在し，身体的および認知的な変化も伴って，個人が機能する上での資質に重大な影響を及ぼすことである。抑うつ障害は，基礎にある重症度，慢性化，躁状態の存在，そして季節性によって分類される。

本稿では，うつ病（Major Depressive Disorder）について検討を行う。DSM-5 のうつ病の診断基準は，これまでと同様に，うつ病の主症状として，①抑うつ気分，②興味・喜びの喪失を，副症状として③食欲障害，体重障害，④睡眠障害，⑤精神運動性焦燥または制止，⑥易疲労性・気力減退，⑦無価値感，罪責感，⑧思考力・集中力の減退，⑨自殺念慮，自殺企図をあげこれらの症状のうち 5 つ以上（少なくとも 1 つは主症状）が 2 週間以上，ほとんど 1 日中，ほとんど毎日存在し，病前の機能からの変化を起こしている状態と定義されている。これが児童・青年期に適応される場合，①の抑うつ気分は，易怒的な気分（irritable mood）であってもよく，③の体重減少は，期待される体重増加がみられないことでもよいとされている。そしてその症状は，臨床的に意味のある苦痛，または社会的，職業的，またはほかの重要な領域における機能の障害を引き起こして

いることによって診断される。

うつ病エピソードの中心をなす症状は、児童や青年でも同じであるが、特徴的な症状で最も目立つものが年齢とともに変化するというデータがある[2]。身体的愁訴、易怒性、そして社会的引きこもりなどのある種の症状は、とくに児童で共通しているが、一方、前思春期には、精神運動制止、過眠、妄想は、青年期や成人期よりは多くない。

### 3. 児童・青年期うつ病の診断

#### 1) 家族歴、発達歴、生活歴

うつ病をはじめとする精神疾患、自殺既遂などの家族歴を十分に聴取する。近親者に双極性障害がいれば、双極性障害に発展しやすい[36]。また、何らかの精神疾患の家族歴があれば、抑うつ状態が遷延しやすく、自殺企図が起きやすい[32]。

発達歴を以下の項目で確認する。

①周産期の状況、運動面の発達、言葉と社会性の発達、排泄を含めた生活習慣や身辺自立の状況、幼稚園・保育園での状況などの全般的発達について

②1歳半健診、3歳児健診で言語・運動などの発達の遅れを指摘されたかどうか

③知的な遅れはないか

④ASDの発達歴がないか

⑤ADHDの徴候は認められないか

必要に応じて、PARS（Pervasive Developmental Disorders Autism Society Japan Rating Scale：広汎性発達障害日本自閉症協会評定尺度）[34, 62]、ADI-R（Autism Diagnostic Interview-Revised）[38]、ADOS（Autism Diagnostic Observation Schedule）[40]、知能検査などを使用する。

また、学業成績、得意・不得意科目、同年配の子どもとの対人関係、集団行動、養育環境の問題などの生活歴も聴取する。自殺念慮・自殺企図の有無、自傷歴も確認する。躁病・軽躁病エピソード、および幻覚妄想状態の確認も行う。

#### 2) 診断面接

##### a. 面接の実際

児童・青年期うつ病の診断面接では、以下の項目を確認する。

①出会いの印象：待合室での様子、診察室への入室の様子、両親と本人の椅子の座り方

②外観の観察：子どもの服装、清潔度、顔立ち、姿勢、年齢相応かどうか

③治療者との関係：視線が合うか、面接へ協力的か、1対1で適切に対応できるか、家族と分離可能か、会話の量と質

④行動観察：多動か、過度に大人しいか、過度に緊張しているか

⑤面接時の気分：表情、ふさぎ込んでいるか、高揚しているか、不安が強いか、易怒的か

⑥思考内容：妄想的か、強迫的か

⑦自殺念慮はあるか、その深刻度はどの程度か、自殺未遂の既往はあるか

##### b. 評価尺度

抑うつ症状の面接評価尺度として最も一般的で、海外においても使われてきたものは半構造化面接のCDRS-R（Children's Depression Rating Scale-Revised）[18]である。17の評価項目からなり、これまで良好な信頼性と治療的感受性が示されてきた評価尺度である。また、児童・青年期の精神疾患の半構造化面接としてMINI-KID（Mini-international neuropsychiatric interview for children and adolescents）[53, 57]がある。

自己評価尺度はうつ病のスクリーニングや治療反応のモニタリングには有用であり、時間がかからず効率的である。しかし、この尺度だけでうつ病の診断を行うことはできないことはいうまでもないことである。CDI（Children's Depression Inventory）[49]はBDI（Beck Depression Inventory）[5]の低年齢層への適用として発展したものである。そのほかに、主に児童期に適用のDSRS-C（Depression Self-Rating Scale for Children）[7, 48]がある。

#### 3) 鑑別診断

##### a. 双極性障害

最も重要なことは単極性うつ病と双極性うつ病の鑑別診断である。しかしながら、躁症状をもつことは必ずしも患者が双極性障害をもつということを意味しない。臨床的に意味のある躁状態をもつ若者のわずか25%だけが双極性障害の診断を満たしたという臨床疫学的研究がある[27]。

##### b. 統合失調症

うつ病は精神病症状を示すことがある。典型的には、抑うつ的で、自虐的、あるいは被害的な内容である。後者に関しては、主な鑑別診断は、統合失調

症の前駆症状との鑑別であり，それはしばしば縦断的な経過観察を通してのみ可能となる[13]。

#### c. 注意欠如・多動症（ADHD）

集中力の障害はうつ病の症状だけではなく，ADHDの鍵となる特徴でもある。ADHDは通常うつ病よりも早期に発症し，しばしば衝動性と活動性の亢進を伴う。ADHDの子どもは学校において友達から疎外されたり，うまくつきあえないということから，しばしば落ち込みdemoralizedの状態に陥る。しかし，うつ病とは対照的に，ADHDの症状（たとえば，不注意）は気分の変化に伴って悪化するわけではない[13]。

#### d. 素行症（CD），反抗挑戦症（Oppositional Deficit Disorder : ODD）

易怒性はCDとODDの主要な症状である。ほかの気分の症状がなければ，易怒性はうつ病よりも行動障害に起因するものと考えられる。CDとODDはDMDDとの鑑別も必要である。

#### e. 適応障害（抑うつ気分を伴うもの）

心理社会的ストレス因に反応して起こる抑うつエピソードは，適応障害ではうつ病のすべての基準が満たされないという事実によって，「適応障害，抑うつ気分を伴うもの」とは区別される。

#### 4）併存症（comorbidity）

うつ病に罹患した児童・青年の40～90%が何らかの併存症（comorbidity）をもち，20～50%は2つ以上の併存症をもつと報告されている[4, 9]。児童期うつ病では，CD，ODD，ADHD，不安障害が併存しやすく，青年期うつ病ではCD，ODD，ADHD，不安障害，物質関連障害，摂食障害が併存しやすい[2]。児童・青年期のうつ病は併存疾患の後に発症することが多い。また，行動上の問題は，うつ病の結果である場合もあるが，うつ病の改善後も持続することがある[9]。

## Ⅱ 推奨される治療

### 1．治療の概観

**CQ1 すべての治療ステージに行う基本的な介入は何か**

#### 1）治療ステージ

うつ病の治療は，①急性期治療（初期2～3ヵ月），②維持期（引き続く3～6ヵ月），③継続期の3つの

ステージに分類される。急性期治療の目標は治療への反応であり，最終的には症状の寛解を目指す。維持期の目標は急性期治療をさらに強化し寛解を目指すとともに，再燃を防ぐことである。継続期の目標はより重篤な，再発を繰り返す，慢性的な患者に対して，より生活のレベルを上げ，再燃・再発を防ぐことである[13]。

#### 2）重症度

DSM-5における重症度は，軽症は診断基準を満たすために必要な症状数5項目を超えることはほとんどなく，症状の強さは苦痛をもたらすが何とか対応できる程度であり，また，症状は社会的または職業的機能における軽度の障害をもたらすものである。中等症は症状の数，症状の強さ，および/または機能低下は，「軽症」と「重症」の間である。重症は症状の数が診断を下すために必要な項目数5項目より十分に多く，症状の強さは非常に苦痛で手に負えない程度であり，そしてその症状は社会的および職業的機能を著しく損なうものである[3]。

#### 3）すべての治療ステージに行う基本的な介入

すべての治療ステージおよび重症度の症例において行うべき基本的な介入として，①心理教育，②支持的なマネージメント，③家族への支援と学校との連携の3つがあげられる[9]。

#### a. 心理教育

心理教育とは，患者およびその家族に対して，病気の原因，症状，経過，さまざまな治療の方法とそれぞれのリスクとベネフィットなどのすべての情報を提供し，説明することである。そのためには，患者およびその家族と長期にわたる良好な治療関係を築かなければならない。心理教育のポイントは次の5点である[13]。

①うつ病は病気であり，患者や家族が原因で生じたものではない

②うつ症状を認識しモニターし，早期に再発や再燃をみつけるにはどうしたらよいか

③患者が回復のペースや程度に対する合理的な期待を抱くために，一般的な経過について知る

④情報に基づいた決定をするために，ほかの治療法を選択した場合のリスクとベネフィットを解説する

⑤再発の予防，治療の継続，および治療の維持のために，どのように協力して治療計画を立てるか

### b. 支持的なマネージメント

　心理教育に加えて，すべての患者に対して支持的精神療法マネージメントが必要である。そのマネージメントには，積極的な傾聴と反応，希望の回復，問題解決，対処技術，治療への参加を維持する戦略などが含まれる[9]。

### c. 家族への支援と学校との連携

　児童・青年期の患者に対して家族への支援は不可欠である。正式な家族療法ではなくとも，以下のような家族への支援が必要である。第1に，臨床家は子どもの治療への動機づけの多くは両親から来るものであることを知らなければならない。第2に，子どもが気づいていない，あるいは認めたくない機能低下や症状について，親はみているかもしれない。この情報は現実的で効果的な治療契約を行うために不可欠である。第3に，両親は子どもの回復の程度をモニターすることができ，セイフティーネットとして機能することができる[9]。

　また親がうつ病やほかの精神疾患を抱えている場合がある。たとえば，母親のうつ病の治療が子どもの症状の改善につながることが報告されている[29]。また，虐待，家庭内暴力への暴露，あるいは両親の著しい不和などの場合，子どもの安全を確保する必要がある。親が治療のための必要な援助を提供できない場合には，大人の代理人や親戚などに協力を依頼する場合もあるだろう[13]。

　児童・青年期のうつ病の患者は学業において遅れをとることが多い。そのことは，患者を失敗の感覚，増大する不安，およびあきらめの傾向に導き，学校との連絡を絶つことになる。その結果，うつ症状をさらに悪化させるストレッサーが出現することになる。たとえば，いじめの対象となったり，学業不振の問題が蓄積することになる[56]。それゆえ，臨床家はうつ病の子どもの現在の学校における生活および学力機能を評価し，学校に関連したストレッサーを同定しなければならない。もし，患者が学業において遅れていたら，学校と連携しながら，負担を減らした形の教育計画や学業が向上するような計画を立てる必要がある[13]。

## 2. 治療計画

### CQ2　児童・青年期うつ病に対する初期の評価とマネージメントは何か

### 1）初期の評価およびマネージメント

　このアプローチは，米国児童青年精神医学会（AACAP）と英国立医療技術評価機構（NICE）のガイドラインから構成されている[9,50]。児童・青年期うつ病の臨床的マネージメントには，以下に述べる5つの重要な評価と治療の段階がある[13]。

　①ケアのレベルを決定する
　②安全な計画を構築する
　③併存障害，医学的要因を評価する
　④心理社会的ストレッサーを評価・同定する
　⑤患者および家族の要望と利用可能な治療をマッチングする

### a. ケアのレベルを決定する

・高度なケアレベルに該当するものは，自己あるいは他者危害のリスクがある場合，集中的ではない治療に対して無反応の場合，低い生活機能状態が存在する場合などがある

### b. 安全な計画を構築する

・自殺衝動へ対処するために個人の内面および対人関係の戦略を構築する
・危険なものへのアクセスを制限する
・自殺のリスクが高い患者に対しては入院治療が考えられるが，入院治療が実際に自殺や自殺関連事象を予防したという確実なエビデンスはない

### c. 併存障害，医学的要因を評価する

・診断アセスメントとして，双極性障害と季節性感情障害の除外診断を行う
・生活機能の重篤さおよび負担を評価するために，発達障害，摂食障害，物質関連障害などの併存障害を認識しておく
・貧血，甲状腺機能低下症，炎症性疾患などの医学的要因のスクリーニング検査を行う

### d. 心理社会的ストレッサーを評価・同定する

・家族間葛藤，親のうつ病，虐待の既往，兄弟間のいじめは治療の妨げになるかもしれない
・良好な予後のために治療の優先順位をつける必要がある

JCOPY 88002-771

e. 患者および家族の要望と利用可能な治療を
マッチングする

・精神療法と薬物療法のリスクとベネフィットを
説明し，患者および家族の希望を聞き，利用可
能な治療方法について検討する

**CQ3　英米のガイドラインではどのような治療法が推奨されているか**

2) AACAPガイドラインとNICEガイドライン

表1にAACAPガイドラインとNICEガイドライン
の要点を示した。本稿では主にこの2つのガイドラ
インをもとに検討を行いたい。

AACAPガイドラインでは，推奨治療
（Recommendation）を15あげ，それぞれを「Minimal
Standards」「Clinical Guidelines」「Option」「Not
Endorsed」の4項目に分類している。また，それぞ
れの推奨治療のなかのEvidenceレベルを「RCT：
Randomized Controlled Trial」「CT：Controlled
Trial」「UT：Uncontrolled Trial」「CS：Case Series/
report」として記載しているが，とくに個々の治療
の重みづけをしていない。

一方，NICEガイドラインでは，軽症うつ病に対
しては，心理教育，支持的精神療法，家庭・学校に
おける環境調整を行いながら，一定期間の経過観察
を行うことが推奨されている。中等症〜重症うつ病
に対しては，3ヵ月以上の認知行動療法，対人関係
療法あるいは家族療法を行う。薬物療法

（fluoxetine）を行う場合も，必ず精神療法との併用
治療を行うとしている。難治性うつ病に対しては，
集中的な精神療法（+/-fluoxetine）を行う。
Fluoxetineに反応しない場合はセルトラリン，ある
いはcitalopramに変更する。精神病性うつ病の場合は
抗精神病薬の増強療法を行うことが推奨されている。

2つのガイドラインにおいて治療計画の立案の仕
方が大きく異なる背景には，各国の医療事情の違い
が存在しており，2つのうちどちらが優れていると
判断することはできず，どちらがわが国に適してい
るかを判断することもできない。

そのほかのガイドラインとしては，米国のTexas
Children's Medication Algorithm [33] がある。まず，
ステージ0として，確実な診断を行い，薬物療法の
適応・非適応，自殺の危険性などについて十分な評
価を行うとしている。そして精神療法や家族療法が
適用な症例は非薬物療法を行う。ステージ1として
は，SSRIのfluoxetine, citalopram，セルトラリン
による単剤治療を推奨している。ステージ2として，
使用したSSRIが効果不十分の場合はほかのSSRIへ
変更するとしている。そして，ステージ2Aとして
SSRIで効果不十分の場合にリチウム，bupropion,
ミルタザピンなどの付加療法（抗うつ効果増強療
法）を行い，ステージ3として，それでも効果不十
分な場合には，ほかの抗うつ薬（SNRIのベンラファ
キシン，bupropion，ミルタザピン，デュロキセチ
ン）へ変更するとしている。また，エビデンスに基

**表1　AACAPガイドラインとNICEガイドライン**

| AACAPガイドライン | NICEガイドライン |
|---|---|
| ●推奨治療（Recommendation）を15あげ，それぞれを4項目に分類している | （軽症うつ病） |
| 　1. Minimal Standards | ・心理教育，支持的精神療法，家庭・学校における環境調整を行いながら，一定期間の経過観察を行う |
| 　2. Clinical Guidelines | |
| 　3. Option | （中等症〜重症うつ病） |
| 　4. Not Endorsed | ・3ヵ月以上の認知行動療法，対人関係療法あるいは家族療法 |
| ●それぞれの推奨治療のなかのEvidenceレベルを下記のように記載している | ・薬物療法（fluoxetine）と精神療法との併用治療 |
| 　1. RCT：Randomized Controlled Trial | （難治性うつ病） |
| 　2. CT：Controlled Trial | ・集中的な精神療法（+/-fluoxetin） |
| 　3. UT：Uncontrolled Trial | ・セルトラリン，citalopram |
| 　4. CS：Case Series/report | ・抗精神病薬の増強療法 |
| ●とくに個々の治療の重みづけをしていない | |

づく精神療法（主にCBTとIPT）はアルゴリズムのどのステージでも併用可能であるとしている。

　一方，英国のモーズレイ処方ガイドライン[59]では，NICEガイドラインとは異なり，中等度〜重度のうつ病患者では，治療の初期の段階から薬物療法を導入すべきであると述べている。また，最近のメタ解析研究[41]を引用しながら，fluoxetineはCBTおよびほかの薬剤より有効性において優れているが，セルトラリンとミルタザピンは有効性と忍容性のバランスが最適かもしれないと指摘している。そして，第1選択をfluoxetine＋CBT，第2選択をエスシタロプラム＋CBT，第3選択をセルトラリンおよびcitalopram（過量服用では毒性が強い），第4選択として，①ベンラファキシン（忍容性がより低い），②ミルタザピン（鎮静が必要な場合），③SSRI＋クエチアピン／アリピプラゾールをあげている。

**CQ4　重症度に応じた初期の治療的アプローチは何か**

### 3) 重症度に応じた初期の治療的アプローチ

　軽症うつ病の治療においては，心理教育，支持的精神療法，家庭・学校における環境調整を行いながら，一定期間の経過観察を行うことが推奨される。無反応の場合は中等症うつ病に準じた治療を行う。これはAACAPガイドラインにおいてもNICEガイドラインにおいても推奨されているものである。

　中等症うつ病に対しては，NICEガイドラインでは薬物療法を行う前にCBT，IPT，あるいは家族療法を行うことを推奨している。しかしながら，AACAPガイドラインでは第一選択治療としてCBT，IPT，あるいは薬物療法を並列して推奨している。NICEガイドラインでは，抗うつ薬は精神療法なしには行ってはならないと述べているのに対して，AACAPガイドラインでは，精神療法と薬物療法の併用療法は望ましいけれども，特定の状況下では薬物療法単独も許容できる選択肢であると述べている。AACAPのスタンスの根拠は，初期治療にCBTやIPTを要求することは十分的確な治療とは言い難く，青年期の患者には精神療法に参加することを望まない場合もあるというものである。また，唯一の精神療法と薬物療法との直接比較研究（TADS study）では，初期の12週間においてfluoxetine単独群はCBT単独群よりも大きな効果が

みられたのである[60]。以上のことから，NICEガイドラインが推奨するものよりもAACAPガイドラインが推奨するものがより柔軟性のあるアプローチであるとする意見もある[13]。

　より持続的なあるいは重度のうつ病に対しては，CBT，IPT，およびSSRIの薬物療法のうちの1つ，あるいは精神療法と薬物療法の併用療法が示されており，利用しやすさと患者の志向に委ねられている。より重度のうつ病をもつ患者は抗うつ薬からより効果が得られる可能性がある[13,59]。また，初期治療としてどの方法を選択したとしても，患者の状態は4〜6週間以内に再評価しなければならない。患者がうつ症状の明らかな減少および生活機能の改善が認められたのであれば，同じ治療を継続することが合理的である。しかし，もし初期の治療に反応しない場合は，戦略の変更が必要である。すなわち，患者が現在精神療法のみを受けているのであれば，薬物療法を付加することが考慮されるべきである。また，患者が薬物療法単独療法を受けているのであれば精神療法の付加が考慮される。また患者は，治療抵抗性に影響を与える併存障害，躁状態の有無，そして心理社会的ストレッサーについて再評価する必要がある。また，精神病症状をもつ患者は，この年代では十分な研究が行われていないが，抗うつ薬と抗精神病薬の併用が最もベネフィットが大きいと思われる[13,50]。

　薬物療法として最も有効性が高いというエビデンスを持つ抗うつ薬はfluoxetineであり，これが英米の第一選択薬である（わが国では発売されていない）。Fluoxetineに無反応の患者，忍容性のない患者，あるいは何らかの理由で服薬を希望しない患者に対しては，有効性が多少とも証明されたほかのSSRIの1つを使用することが合理的である。現在，臨床的には，一般的な初期用量の半分を使用して，忍容性があることを決定することから始めることが推奨されている[13]。それでも改善しない場合は，4週間ごとに増量する。一方，NICEガイドラインでは，SSRIの用量を増量することは有効ではないと述べているが，それを支持しない意見もある[13]。

　症状の寛解に至れば，AACAPおよびNICEガイドライン双方とも再燃を防ぐために，薬物療法は少なくとも6〜12ヵ月は継続すべきであると述べている。

## 3. 精神療法と薬物療法

**CQ5** 児童・青年期うつ病に対する有効な精神療法は何か

### 1）児童・青年期うつ病に対する精神療法

児童・青年期のうつ病に対する精神療法の研究は，いまだに成人と比較すると限られてはいるが，1990年以降とくに認知行動療法（CBT）や対人関係療法（IPT）を中心とした介入研究が盛んに行われるようになった。これまで，児童・青年期のうつ病に対して，対照群を用いて有効性を示した精神療法の報告を**表2**に示す[12, 16, 46, 47, 55, 67]。

#### a. CBT

「ものの見方や考え方」や「現実の受け取り方」を「認知」とよぶが，「認知」に働きかけてそのあり方を変えて，目の前の問題に対処することによって，抑うつや不安といった感情の障害や心のストレスを改善しようとする精神療法が認知行動療法（CBT）である[52]。これまでCBTは患者が自己の認知を見直し，その歪みや誤りを見出すことが前提となっていたため，内省する能力が未熟な子どもには適応が難しいと考えられてきた。しかし，漫画やイラストなどの視覚的な技法や非言語的なアプローチを加えることにより，子どもが自分の認知，感情，行動をより意識できるように，また楽しみながら実践できるように工夫されるようになった[58]。

#### b. IPT

うつ病のきっかけ，遷延，あるいは悪化に，さまざまな対人関係上の問題が関連していることから，こうした問題に着目して治療していく精神療法が対人関係療法（IPT）である。児童・青年期うつ病の発症には，友人関係，家族関係，喪失体験などが関係していることが少なくないため，対人関係療法のポイントを知ることは，うつ病の治療のためにも，その予防においても，さらによりよい日常の対人関係を構築していくためにもとても重要であると考えられる。大人で実施されている治療技法よりも，家族との関係を積極的に治療のなかで取り扱ったり，家族への直接的な関与なども取り入れて，子どもや青年への適応を図っている[45]。

#### c. 家族療法

家族療法として，家族愛着療法（Attachment-Based Family Therapy：ABFT）の有効性が示されている[20, 21]。ABFTとは親と青年期の子どもとのポジティブで支持的な関係を育成していくことに焦点をあてており，2つの研究で待機コントロール群や短期臨床マネージメント介入群と比較して有意に有効であった。また，大規模な自殺念慮をもつ青年への研究が現在行われている。家族療法は，NICEガイドラインでも有効な精神療法として取り上げられている。

**CQ6** 児童・青年期うつ病に対する有効な薬物療法は何か

### 2）児童・青年期うつ病に対する薬物療法

児童・青年期うつ病に対する薬物療法においては，これまで多くの抗うつ薬の有効性がプラセボとの二重盲検比較試験によって検証されてきた。以下の3点からその結果を概観する。第1は，三環系抗

#### 表2　児童・青年期のうつ病性障害に対する精神療法の有効性

| SSRI | 対象 | 年齢（歳） | 対象診断 | 治療期間 | 結果 |
|---|---|---|---|---|---|
| 認知行動療法（CBT） | | | | | |
| Woodら（1996） | CBT 26, RT 27 | 9〜17 | MDD+MD | 5〜8セッション | CBT（54%）＞RT（21%） |
| Brentら（1997） | CBT 37, SBFT 35, NST 35 | 13〜18 | MDD | 12〜16週 | CBT（67.4%）＞SBFT（37.9%），NST（39.4%） |
| Clarkeら（1999） | CBT 45, CBT+PG 42, WL 36 | 14〜18 | MDD+DYS | 16セッション | CBT（66.7%）＞WL（48.1%） |
| 対人関係療法（IPT） | | | | | |
| Mufsonら（1999） | IPT-A 24, 臨床観察 24 | 12〜18 | MDD | 12週 | IPT-A（75%）＞臨床観察（46%） |
| Mufsonら（2004） | IPT-A 34, TAU 29 | 12〜18 | MDD | 16週 | IPT-A（50%）＞TAU（10%） |
| CBT+IPT | | | | | |
| Rosselloら（1999） | CBT 25, IPT-A 23, WL 23 | 13〜18 | MDD+DYS | 12週 | CBT（59%）＝IPT-A（82%）＞WL |

CBT：cognitive behavioral therapy, IPT：Interpersonal therapy, ITP-A：Interpersonal therapy for adolescent,
RT：Relaxation therapy, SBFT：systemic behavioral family therapy, NST：individual nondirective supportive therapy, PG：parent group,
WL：Waiting-list, TAU：treatment as usual, MDD：major depressive disorder, MD：Minor Depression, DYS：dysthymia
（齋藤卓弥：児童精医と近接領域 54：132-147, 2013 より改変）

うつ薬，四環系抗うつ薬はこれまで有効性は繰り返し否定され，メタ解析でも有効性がないことが示されている。すなわち，成人で有効性が示されている抗うつ薬の有効性が必ずしも示されない。第2は，抗うつ薬のなかでプラセボ対照二重盲検比較試験において唯一有効性を示している薬物はSSRIのみである。しかし，SSRIの中でも有効性を示しているものもあれば，有効性が否定されているものもある。第3に，SSRIによる自殺関連行動増加の問題が報告され，とくに児童・青年期うつ病において注意を要することが明らかになった。

### a. 三環系抗うつ薬，四環系抗うつ薬

大人のうつ病とは対照的に，児童・青年期のうつ病においては，三環系抗うつ薬は，種々の二重盲検比較試験においてプラセボに対して明らかな有効性を示すことができなかった。Hazellら[31]は，12の二重盲検比較試験のメタ解析を行い，三環系抗うつ薬の有効率の平均は38.5%，プラセボの有効率は37.1%（オッズ比1.08）であり，有意差は認められなかったと報告している。四環系抗うつ薬においても有効性を示した研究はない。

### b. SSRI

児童・青年期のうつ病に対するいくつかのSSRIの有効性がプラセボとの二重盲検比較試験によって実証されるに至った。1997年のEmslieら[24]のfluoxetineの有効性の報告に始まり，2003年のWagnerら[63]によるセルトラリンの有効性，2004年のWagnerら[65]によるcitalopramの有効性などが報告されている。成人のうつ病に対する抗うつ薬の有効性とは異なり，現在までのところSSRIの有効性のみが報告されているのが現状である。表3には，これまでの児童・青年期の大うつ病性障害に対するSSRIの有効性を示した報告をまとめた。Emslieら[25]の，エスシタロプラムとプラセボの二重盲検法の結果は，CDRS-Rスコアの平均では，エスタシロプラム 57.6，プラセボ 56.0と有意差はなかった。しかし，エンドポイントにおけるCDRS-Rスコアの減少率がエスシタロプラム −22.1，プラセボ −18.8と有意な減少を示した。エスシタロプラムはQTの延長が報告されており，慎重なモニタリングが必要である。なお，パロキセチンにおいては有効性は否定されている[6, 26, 35]。また，わが国で抗うつ薬として発売されているフルボキサミンはFDAでは抗うつ薬として承認されていない。

米国ではfluoxetineが8歳以上の児童・青年期うつ病においてFDAの承認を得ているが，わが国では発売されていない。FluoxetineはNICEガイドラインにおいても児童・青年期うつ病に対して唯一推奨されている抗うつ薬である。エスシタロプラムはFDAで12歳以上のうつ病で承認されている。セルトラリンは上述のように6歳以上のうつ病で有効性を示したが，米国では承認されていない。

なお，わが国において，児童・青年期うつ病に関して安全性・有効性が示された抗うつ薬は存在しな

#### 表3　児童・青年期の大うつ病性障害に対するSSRIの有効性

| SSRI | 対象 | 年齢（歳） | 薬物量（mg） | 治療期間（週） | 結果 |
|---|---|---|---|---|---|
| ◆Fluoxetine | | | | | |
| 　Emslieら（1997） | FL 48, PL 48 | 7〜17 | 20 | 8 | FL（56%）＞PL（33%） |
| 　Emslieら（2002） | FL 109, PL 110 | 13〜18 | 20 | 8 | FL（41%）＞PL（20%） |
| ◆Citalopram | | | | | |
| 　Wagnerら（2004） | Cit 89, PL 85 | 7〜17 | 20〜40 | 8 | Cit（36%）＞PL（24%） |
| 　Von Knorringら（2006） | Cit 124, PL 120 | 13〜18 | 10〜40 | 12 | Cit（42%）＞PL（25%） |
| ◆セルトラリン | | | | | |
| 　Wagnerら（2003） | Sert 189, PL 187 | 6〜17 | 50〜200 | 10 | Sert（69%）＞PL（59%） |
| ◆エスシタロプラム | | | | | |
| 　Emslieら（2009） | Escit 155, PL 157 | 12〜17 | 10〜20 | 8 | Scit ≧ PL |
| | | | | | （CDRS-Rスコアの減少率） |

FL : Fluoxetine, PL : Placebo, Cit : citalopram, Sert : Sertraline, Escit : Escitalopram
CDRS-R : the Children's Depression Rating Scale-Revised

（齋藤卓弥：児童精医と近接領域 54 : 132-147, 2013 より改変）

JCOPY 88002-771

表4　メタ解析による抗うつ薬の有効性

| 抗うつ薬の種類 | 臨床試験数 | RR | $P$ 値 | NNT (95%CI) |
|---|---|---|---|---|
| すべての抗うつ薬 | 30 | 1.22 | <0.001 | 9.35 (7.09, 13.7) |
| 三環系抗うつ薬 | 14 | 1.15 | 0.092 | 14.49 (∞, 6.85) |
| SSRI | 12 | 1.23 | <0.001 | 8.85 (6.49, 13.9) |
| その他 | 2 | 1.27 | 0.008 | 7.81 (4.57, 27.0) |
| 年齢 | 臨床試験数 | RR | $P$ 値 | NNT (95%CI) |
| 青年期群のみ | 16 | 1.27 | <0.001 | 8.33 (5.92, 14.1) |
| 児童期群のみ | 2 | 1.11 | 0.596 | 21.3 (∞, 4.74) |
| 混合群 | 10 | 1.19 | <0.001 | 10.1 (6.76, 20.0) |

RR：rate ratio, NNT：number needed to treat

（Tsapakis EM, et al.：Br J Psychiatry 193：10-17, 2008[61] より引用）

いのが現状である。

### c. SNRIおよびその他の新規抗うつ薬

現時点でプラセボ対照二重盲検比較試験で有効性を示したセロトニン・ノルアドレナリン再取り込み阻害薬（SNRI）は存在しない。また，その他の新規抗うつ薬においても有効性を示したものはない。

### d. メタ解析による抗うつ薬の有効性

Tsapakisら[61] は，児童・青年期の大うつ病性障害に対する抗うつ薬（三環系抗うつ薬，SSRI，SNRIなど）の有効性を確認するために，30のプラセボとの二重盲検比較試験を基にしたメタ解析を行った（表4）。その結果，抗うつ薬群のプラセボ群に対するrate ratio（RR）は1.22で，抗うつ薬群はプラセボ群より有効であることが示され（$P<$0.001），抗うつ薬による治療の有効性が示された。抗うつ薬の治療効果発現必要数（numbers needed to treat：NNT）は9.35であり一定の効果が示された。しかし，成人と比較するとプラセボの有効率が高いことが特徴であった。

個々の抗うつ薬について検討すると，三環系抗うつ薬は上述の記載通り，14の臨床試験のメタ解析でもプラセボと比較して有効性が確認されなかった。一方，SSRIはプラセボ群に比べて中等度の有効性（RR＝1.23，$P<$0.001）を示しており，児童・青年期のうつ病の治療薬として有効性が確認された。しかし，12の臨床試験のメタ解析を行うとSSRIの有効性が認められるが，個々のSSRIの結果をみると，すべてのSSRIが有効性を示しているわけではない。

また，年齢によって抗うつ薬の有効性に違いがあ

る可能性も示されている。16の青年期群を対象とした臨床試験のRRは1.27であり，抗うつ薬がプラセボより有効であることが示された（$P<$0.001）。NNTは8.33とある程度の効果が示された。一方，児童期群ではRRは1.11とプラセボとの間に有意差は認められず（$P＝$0.596），NNTは21.3であった。この結果から，児童期群と青年期群では薬物への反応性が異なることが示唆される。個々の臨床試験においても，児童期群と青年期群の有効性の違いが報告されており，年齢が低くなるほど抗うつ薬の有効性が低くなる傾向が指摘されている[64]。

### e. PMDAの見解

2013年3月，独立行政法人医薬品医療機器総合機構（PMDA）[22] は新規抗うつ薬（SSRI，SNRIなど）6剤，エスシタロプラム，セルトラリン，フルボキサミン，デュロキセチン，ミルナシプラン，ミルタザピンの添付文書に，「海外で実施された6～17歳の大うつ病性障害患者を対象としたプラセボ対照臨床試験において有効性が確認できなかったとの報告がある。本剤を18歳未満（エスシタロプラムのみ12歳未満）の大うつ病性障害患者に投与する際には適応を慎重に検討すること」を記載するように指示した。

この添付文書改訂により，児童・青年期のうつ病患者に対する薬物療法の可能性が否定されるものではない。しかし，抗うつ薬を児童・青年期の患者に使用する際には，本人・家族に対して，わが国では安全性・有効性が臨床試験で検証されていないことを説明し，リスクとベネフィットを十分に検討した上で，インフォームド・コンセントを得ることが重

要である。薬物治療が選択された場合には，処方量は成人より少量から開始し，年齢および体重に合わせて増量を行う必要がある。

### f. SSRIによる自殺関連行動増加の問題

2003年5月，英国医薬品庁（MHRA）はパロキセチンの児童・青年期うつ病への臨床試験において，自傷行為や情動不安定などの自殺関連事象が発現頻度2%以上かつプラセボの頻度の2倍以上で報告されたことから，18歳未満のうつ病患者へのパロキセチンの投与を禁忌とする勧告を発表した。わが国でも2003年8月，厚生労働省は英国の措置を受けて，18歳未満のうつ病患者に対するパロキセチンの使用禁忌の勧告を出した[19]。

一方，FDAは2004年9月，すべての抗うつ薬について，「小児や思春期の患者に使用すると自殺関連事象のリスクが増加する可能性がある」という警告表示（black box warning）をするように勧告したが，いずれの抗うつ薬も使用禁止の措置はとらなかった。これを受けて，欧州諸国もパロキセチンを禁忌から警告へ変更した。わが国でも2006年1月，若年者のうつ病に対するパロキセチンの使用について，禁忌を解除し，警告へ変更した[19]。

FDAは自殺関連事象を賦活症候群（activation syndrome）として，不安，焦燥感，パニック発作，不眠，易刺激性，敵意，衝動性，アカシジア，軽躁状態，躁状態の10項目をあげている。過去の未発表の臨床試験データを含めた再分析では，抗うつ薬が児童・青年期の自殺関連行動を増加させることが明らかになった[54]。また，最近Ciprianiら[15]は，児童・青年期うつ病に対する14種類の抗うつ薬の有効性と忍容性を，34件の二重盲検比較試験のネットワークメタ解析によって検討した。その結果，fluoxetineのみがプラセボと比較して有意に有効性が認められた。また，自殺関連行動や自殺念慮の出現リスクに関しては，ベンラファキシンがプラセボおよびほかの5つの抗うつ薬（エスシタロプラム，イミプラミン，fluoxetine，パロキセチン）よりも有意に高いという結果であった。

いずれにしろ，児童・青年期のうつ病患者にSSRIを使用する際には，activation syndromeを含めた副作用の正確な情報を，子どもと保護者に伝えることが重要である。また，児童・青年期の患者では副作用の出現を成人以上に慎重にモニターする必要があり，とくに服薬開始後2週間の慎重な経過観察を行うことが重要である。

しかしながら，FDAが抗うつ薬の添付文書に警告表示（black box warning）を記載したところ，記載した2003年を境にSSRIの使用頻度の減少と児童・青年期の自殺既遂事例の増加が認められたのである。この結果は，児童・青年期うつ病への薬物療法の効果の傍証とも捉えられているが[28]，いまだに確実な見解が得られているわけではない。しかし，近年の研究をまとめると，自殺関連のリスクよりも抗うつ薬の投与により得られるベネフィットのほうが大きいと考えられるようになった[59]。

### g. その他の薬物療法

児童・青年期症例に対して，ベンゾジアゼピン系薬物は脱抑制などの副作用が認められるため使用しないことが望ましい。睡眠障害はうつ病では一般的な症状であり，薬物療法によって悪化する場合もある。睡眠障害をマネージメントするために認知行動療法的アプローチやラメルテオンの使用が考慮されるが，児童・青年期症例では確実なエビデンスはない。ただし，ベンゾジアゼピン系睡眠薬の使用は避けるほうが望ましい。

児童・青年期うつ病に対する増強療法に関しては，Texas Children's Medication Algorithm[33]において，リチウムやその他の抗うつ薬の併用を推奨しているが，確実なエビデンスは存在しない。精神病症状をもつ患者（精神病性うつ病）では，非定型抗精神病薬の増強療法が最もベネフィットが大きいと考えられる。NICEガイドラインでも推奨されているが，明らかなエビデンスは存在しない。

### h. 薬物療法と精神療法の併用

TADS study[60]では，薬物療法（fluoxetine）および精神療法（CBT）併用療法群107例，薬物療法単独群（fluoxetine）109例，CBT単独群111例，およびプラセボ群112例の4群間の青年期うつ病患者（12～17歳）に対する治療効果の比較研究が行われた。この研究では以下の4点が明らかになった。

①併用療法群と薬物療法単独群はプラセボ群より有意な改善をみた
②併用療法群は単独療法群（薬物およびCBT）より有意に効果があった
③薬物療法単独群はCBT単独群より有効であった
④CBT単独群はプラセボ群と比較して，抑うつ

JCOPY 88002-771

症状の軽減に関しては有意差がなかったが，自殺関連行動の減少に関してはCBTに効果が認められた

さらに，この研究を36週後までフォローすると，CDRS-Rによる治療反応率は，併用群86％，薬物療法単独群81％，CBT単独群81％であり，薬物療法とCBT群の差は認められなくなっていた。また，薬物療法単独群は自殺念慮の軽減および自殺関連行動の面で他群より劣っていた[42]。以上のことから，児童・青年期うつ病治療においては併用療法が単独療法よりも有効であったが，症例ごとにリスクとベネフィットを考慮する必要がある。また，CBTの場合は効果発現が遅れることを念頭におく必要があると考えられる。

### i. 治療抵抗性うつ病

SSRI抵抗性青年期うつ病の治療研究（Treatment of SSRI-Resistant Depression in Adolescents : TORDIA）[11] においては，対象は十分なSSRI治療に反応を示さなかった334例の青年である。彼らを以下の4つの治療に組み込んだ。1つ目はほかのSSRI（パロキセチン，fluoxetine，あるいはcitalopram）への変更，2つ目はベンラファキシンへの変更，3つ目はほかのSSRI＋CBT，4つ目はベンラファキシン＋CBTである。12週間の反応は2つの薬物療法に対しては同じであったが，ベンラファキシン群は有害事象が多かった。併用療法は薬物療法単独よりも有効であった。この結果は，治療抵抗性の青年期うつ病症例では，薬物の変更以上にCBTの追加が有効である可能性が示された。

### j. 経過および転帰

うつ病エピソードの持続期間は，一般対象では3～6ヵ月であり，臨床症例では5～8ヵ月であった[8]。青年期うつ病の5人に1人は2年以上うつ状態が持続していた[10,39]。

うつ病の初発エピソード後の再発リスクは初めの2年間で30～70％であり，慢性化，閾値下症状，併存障害および家族間葛藤などによりさらに高まると報告されている[8,23]。青年期うつ病と成人期うつ病の連続性については，一部は併存する反抗挑戦症（ODD），不安障害，物質関連障害により橋渡しされると報告されている[17]。

Melvinら[43] によれば，140人の青年期うつ病患者の3～9年（平均5.7年）の転帰調査では，92.6％は抑うつエピソードから寛解していたが，一方で52.4％は抑うつエピソードの再燃が認められ，79％が不安障害，薬物関連障害，摂食障害などの非気分障害を発症していた。14.3％の症例のみが抑うつエピソードやその他の精神障害が認められなかったという。

自殺行動は児童・青年期うつ病に一般的に付随する問題であり，自殺による死亡率はうつ状態のない児童・青年と比較すると10倍に増加すると報告されている[14]。うつ病の児童・青年における自殺行動のリスク因子としては以下のことがあげられる。うつ病の重症度，慢性化，最近自殺の計画を考えたこと，自殺企図の既往，自殺の意思のない自傷の既往，不眠，併存する不安障害・行為症・物質乱用，高度の衝動的な攻撃性，強い希望のなさ，自殺行動の家族歴，虐待，家族葛藤，および援助の欠如などである[14,51,66]。

## 4. わが国で推奨される児童・青年期うつ病に対する治療法とは何か

**CQ7** わが国で推奨される児童・青年期うつ病に対する治療法とは何か

最後に，以上の検討から，現在わが国で推奨される児童・青年期うつ病に対する治療法を検討してみたい。しかしその前に，わが国における児童・青年期うつ病のガイドライン作成の大前提となる問題を提起したいと思う。

第1に，全国の各大学に児童青年精神医学講座を設置し，児童精神科医の育成，教育，臨床，研究が日常的に行われる必要がある。現在のところ，児童青年精神医学講座をもつ大学は一部にとどまっており，専門的な児童精神科医の数も限られている現状がある。

第2に，エビデンスがある子どもに対する「認知行動療法」や「対人関係療法」が，わが国では誰もが日常的に行うことができる治療法ではないことである。大人の「認知行動療法」はようやく教育指導体制が整ってきたが，子どもに対する「認知行動療法」や「対人関係療法」は一部の専門家しか施行することができないという現状がある。教育指導体制の整備が急務である。

第3に，海外のどのガイドラインにおいても第一選択薬であるfluoxetineがわが国では使用できない

ことである。このことにより，児童・青年期うつ病に対する薬物療法の選択肢が制限されることになり，処方には工夫が必要である。しかし，冒頭でも述べたように，わが国の子ども・青年の自殺率は，世界で最も高い水準にあることを忘れてはならない。

第4に，専門の児童精神科医はきわめて多忙であることである。それぞれの児童精神科医は多くの患者を抱え，新患診察の待機期間も非常に長い。治療が必要な患者がすぐに治療を受けることができないのである。また，児童精神科医も1人の患者に多くの時間をかけることができないのが現状である。

以上の問題が解決してはじめて「児童・青年期うつ病のガイドライン」は実施可能になるのである。その大前提となる問題が存在することを認識した上で，現在わが国で推奨される児童・青年期うつ病に対する治療法を検討してみたい。

### 1) すべての治療ステージに行う基本的な介入

すべての治療ステージおよび重症度の症例において行うべき基本的な介入として，①心理教育，②支持的なマネージメント，③家族への支援と学校との連携の3つがあげられる。

### 2) 初期の評価とマネージメント

児童・青年期うつ病の診断および見立てと初期の対応はきわめて重要である。それが治療の成否を決めるといっても過言ではない。

児童・青年期うつ病の初期の評価と臨床的マネージメントとしては，①ケアのレベルを決定する，②安全な計画を構築する，③併存障害，医学的要因を評価する，④心理社会的ストレッサーを評価・同定する，⑤患者および家族の要望と利用可能な治療をマッチングする，という5つの段階がある。

### 3) 重症度に応じた治療的アプローチ

#### a. 軽症うつ病

軽症うつ病の治療においては，心理教育，支持的精神療法，家庭・学校における環境調整を行いながら，一定期間の経過観察を行うことが推奨される。無反応の場合は中等症うつ病に準じた治療を行う。

#### b. 中等症うつ病

CBT，IPT，および薬物療法のなかから，個々の患者がおかれた状況，患者および家族の要望に応じながら，リスクとベネフィットを考慮して，最適な方法を選択していく。薬物療法を行う場合は精神療法との併用療法が望ましい。薬物療法としては，海外で第一選択薬であるfluoxetineがわが国では使用できないことから，わが国で使用することができ，エビデンスのある抗うつ薬として，セルトラリン（6歳以上）とエスシタロプラム（12歳以上）があげられる。ただし，抗うつ薬を児童・青年期の患者に使用する際には，本人・家族に対して，わが国では安全性・有効性が臨床試験で検証されていないことを説明し，リスクとベネフィットを十分に検討した上で，インフォームド・コンセントを得ることが重要である。薬物治療が選択された場合には，処方量は成人より少量から開始し，年齢および体重に合わせて慎重に増量を行っていく。また，児童・青年期の患者では薬物療法による副作用の出現を成人以上に慎重にモニターする必要があり，とくに服薬開始後2週間の慎重な経過観察を行うことが重要である。

#### c. 重症うつ病

CBT，IPT，薬物療法，および併用療法のなかから，個々の患者がおかれた状況，患者および家族の要望に応じながら，リスクとベネフィットを考慮して，最適な方法を選択していく。患者の自殺念慮および自殺関連行動には十分に注意する。患者の状態を4～6週間以内に再評価し，治療に反応しない場合には，速やかに治療の抵抗要因の評価を含めた診断・治療計画の再検討を行い，戦略の変更を試みる必要がある。すなわち，患者が精神療法のみを受けている場合には，薬物療法を付加することが考慮されるべきであり，患者が薬物療法のみを受けている場合には精神療法の付加が考慮されるべきである。抑うつエピソードが重度であるほど，治療のより早期に薬物療法と精神療法の併用を考慮すべきである。精神病症状をもつ患者は，抗うつ薬と非定型抗精神病薬（たとえば，クエチアピンあるいはアリピプラゾール）の併用が最もベネフィットが大きいと考えられる。自殺のリスクが高い場合には入院治療も考慮する。セルトラリンおよびエスシタロプラム以外のSSRIおよびほかの抗うつ薬の使用（たとえば，ミルタザピン），増強療法（たとえば，リチウム）に関しては，エビデンスがないため，慎重な使用が望まれる。とくに，パロキセチン，ベンラファキシン，三環系抗うつ薬に関しては，有効性の低さおよび自殺関連行動・自殺念慮を含めた有害事象発現の可能性のため，より慎重な使用が望まれる。

### 4）治療の終結

　治療が有効であった場合には，維持療法として6～12ヵ月間の薬物療法を継続し，その後寛解が続いている場合には漸減中止する。治療の最終段階においては，断薬症状を最小限にするため抗うつ薬の用量を6～12週間かけて緩徐に減らしていく[59]。

## まとめ

　児童・青年期うつ病に対する有効な治療のエビデンスはいまだに限られており，かつ成人のうつ病のエビデンスが必ずしも適用できないのが現状である。したがって，現時点において最もエビデンスがあるとされる精神療法および薬物療法を中心に，家族への支援や学校との連携，ならびにほかの社会資源の活用など，総合的で包括的なアプローチを行っていかなければならない。また，治療の際に本人・家族に対して，わが国ではすべてのうつ病の治療薬が安全性・有効性について臨床試験で検証されていないことを説明し，リスクとベネフィットを十分に検討した上で，インフォームド・コンセントを行う必要がある。

　なお，本章は以下の報告書を改変したものである。
傳田健三：児童思春期のうつ病に対する薬物治療に関する研究：平成28年度　委託研究成果報告書；国立研究開発法人日本医療研究開発機構　長寿・障害総合研究事業　障害者対策総合研究開発事業「発達障害を含む児童・思春期精神疾患の薬物治療ガイドライン作成と普及」研究開発代表者　中村和彦, pp17-43, 平成29年3月.

## REFERENCE

1) American Psychiatric Association : Diagnostic and Statistical Manual of Mental Disorders, 5th Edition（DSM-5）. American Psychiatric Association Publishing. Arlington, 2013

2) American Psychiatric Association : Diagnostic and Statistical Manual of Mental Disorders, 4th Edition, Text Revision（DSM-IV-TR）. American Psychiatric Association Publishing, Washington, DC, 2000

3) American Psychiatric Association : Diagnostic and Statistical Manual of Mental Disorders, 3rd Edition（DSM-III）. American Psychiatric Association Publishing, Washington, DC, 1980

4) Angold A, Costello EJ : Depressive comorbidity in children and adolescents : empirical, theoretical, and methodological issues. Am J Psychiatry 150 : 1779-1791, 1993

5) Beck AT, Ward CH, Mendelson M, et al. : An Inventory for Measuring Depression. Arch Gen Psychiatry 4 : 561-571, 1961

6) Berard R, Fong R, Carpenter DJ, et al. : An International, multicenter, placebo-controlled trial of paroxetine in adolescents with major depressive disorder. J Child Adolesc Psychopharmacol 16 : 59-75, 2006

7) Birleson P, Hudson I, Buchman DG, et al. : Clinical evaluation of a self-rating scale for depressive disorder in childhood（depression self-rating scale）. J Child Psychol Psychiatry 28 : 43-60, 1987

8) Birmaher B, Arbelaez C, Brent D : Course and outcome of child and adolescent major depressive disorder. Child Adolesc Psychiatr Clin N Am 11 : 619-637, 2002

9) Birmaher B, Brent D, AACAP Work Group on Quality Issues, et al. : Practice parameter for the assessment and treatment of children and adolescents with depressive disorders. J Am Acad Child Adolesc Psychiatry 46 : 1503-1526, 2007

10) Birmaher B, Brent D, Kolko D, et al. : Clinical outcome after short-term psychotherapy for adolescents with major depressive disorder. Arch Gen Psychiatry 57 : 29-36, 2000

11) Brent DA, Emslie GJ, Clarke G, et al. : Switching to another SSRI or to venlafaxine with or without cognitive behavioral therapy for adolescents with SSRI-resistant depression : the TORDIA randomized controlled trial. JAMA 299 : 901-913, 2008

12) Brent DA, Holder D, Kolko D, et al. : A clinical psychotherapy trial for adolescent depression comparing cognitive, family, and supportive therapy. Arch Gen Psychiatry 54 : 877-885, 1997

13) Brent DA, Maalouf F : Depressive disorder in childhood and adolescence. Thapar A eds : Rutter's Child and Adolescent Psychiatry, 6th Edition. Chapter 63. Wiley-Blackwell, UK, pp 874-892, 2015

14) Bridge JA, Goldstein TR, Brent DA : Adolescent suicide and suicidal behavior. J child psychol Psychiatry 47 : 372-394, 2006

15) Cipriani A, Zhou X, Del Giovane C, et al. : Comparative efficacy and tolerability of antidepressants for major depressive disorder in children and adolescents : a network meta-analysis. Lancet 388 : 881-890, 2016

16) Clarke GN, Rohde P, Lewinsohn PM, et al. : Cognitive-behavioral treatment of adolescent depression : efficacy of acute group treatment and booster sessions. J Am Acad Child Adolesc Psychiatry 38 : 272-279, 1999

17) Copeland WE, Shanahan L, Costello EJ, et al. : Childhood and adolescent psychiatric disorders as predictors of young adult disorders. Arch Gen Psychiatry 66 : 764-772, 2009

18) 傳田健三, 藤井　泰, 仲唐安哉, 他 : Children's Depression Rating Scale-Revised（CDRS-R）日本語版の信頼性および妥当性の検討. 最新精神医 17 : 51-58, 2012

19) 傳田健三 : SSRIの児童・青年期患者への投与と安全性. 小山　司 編 : SSRIのすべて. 先端医学社, 東京, pp259-265, 2007

20) Diamond GS, Reis BF, Diamond GM, et al. : Attachment-based family therapy for depressed adolescents : A treatment development study. J Am Acad Child Adolesc Psychiatry 41 : 1190-1196, 2002

21) Diamond GS, Wintersteen MB, Brown GK, et al. : Attachment-based family therapy for adolescents with suicidal ideation : A randomized controlled trial. J Am Acad Child Adolesc Psychiatry 49 (2) : 122-131, 2010

22) 独立行政法人医薬品医療機器総合機構 : 新規抗うつ薬（SSRI, SNRI, ミルタザピン）における18歳未満の大うつ病性障害患者を対象とした海外検証的試験に関する調査について.
（https://www.pmda.go.jp/files/000145135.pdf）参照 : 2017年2月25日

23) Emslie GJ, Kennard BD, Mayes TL, et al. : Fluoxetine versus placebo in preventing relapse of major depression in children and adolescents. Am J Psychiatry 165 : 459-467, 2008

24) Emslie GJ, Rush AJ, Weinberg WA, et al. : A double-blind, randomized, placebo-controlled trial of fluoxetine in children and adolescents with depression. Arch Gen Psychiatry 54 : 1031-1037, 1997

25) Emslie GJ, Ventura D, Korotzer A, et al. : Escitalopram in the treatment of adolescent depression : A randomized placebo-controlled multisite trial. J Am Acad Child Adolesc Psychiatry 48 : 721-729, 2009

26) Emslie GJ, Wagner KD, Kutcher S, et al. : Paroxetine treatment in children and adolescents with major depressive disorder : a randomized multicenter, double-blind, placebo-controlled trial. J Am Acad Child Adolesc Psychiatry 45 : 709-719, 2006

27) Findling RL, Youngstrom EA, Fristad MA, et al. : Characteristics of children with elevated symptoms of mania : the Longitudinal Assessment of Manic Symptoms (LAMS) study. J Clin Psychiatry 71 : 1664-1672, 2010

28) Gibbons RD, Brown CH, Hur K, et al. : Early evidence on the effects of regulator's suicidality warnings on SSRI prescriptions and suicide in children and adolescents. Am J Psychiatry 164 : 1356-1363, 2007

29) Gunlicks ML, Weissman MM : Change in Child Psychopathology with improvement in parental depression : a systematic review. J Am Acad Child Adolesc Psychiatry 47 : 379-389, 2008

30) Hasin DS, Goodwin RD, Stinson FS, et al. : Epidemiology of major depressive disorder : results from the National Epidemiologic Survey on Alcoholism and Related Conditions. Arch Gen Psychiatry 62 : 1097-1106, 2005

31) Hazell P, O'Connell D, Heathcote D, et al. : Efficacy of tricyclic drugs in treating child and adolescent depression : a meta-analysis. BMJ 310 : 897-901, 1995

32) Holma KM, Melartin TK, Holma IA, et al. : Family history of psychiatric disorders and the outcome of psychiatric patients with DSM-IV major depressive disorder. J Affect Disord 131 : 251-259, 2011

33) Hughes CW, Emslie GJ, Crismon ML, et al. : Texas Children's Medication Algorithm Project : Update From Texas Consensus Conference Panel on Medication Treatment of Childhood Major Depressive Disorder. J Am Acad Child Adolesc Psychiatry 46 : 667-686, 2007

34) 神尾陽子, 行廣隆次, 安達　潤, 他 : 思春期から成人期における広汎性発達障害の行動チェックリスト : 日本自閉症協会版広汎性発達障害評定尺度（PARS）の信頼性・妥当性についての検討. 精神医 48 : 495-505, 2006

35) Keller MB, Ryan ND, Strober M, et al. : Efficacy of paroxetine in the treatment of adolescent major depression : a randomized, controlled trial. J Am Acad Child Adolesc Psychiatry 40 : 762-772, 2001

36) Kiejna A, Rymaszewska J, Hadry's T, et al. : Bipolar or unipolar? -the question for clinicians and researchers. J Affect Disord 93 : 177-183, 2006

37) 厚生労働省 : 平成29年版自殺対策白書. 2017

38) Lecavalier L, Aman MG, Scahill L, et al. : Validity of the autism diagnostic interview-revised. Am J Ment Retard 111 : 199-215, 2006

39) Lewinsohn PM, Rohde P, Seeley JR : Major depressive disorder in older adolescents : prevalence, risk factors, and clinical implications. Clin Psychol Rev 18 : 765-794, 1998

40) Lord C, Risi S, Lambrecht L, et al. : The autism diagnostic observation schedule-generic : A standard measure of social and communication deficits associated with the spectrum of autism. J Autism Dev Disord 30 : 205-223, 2000

41) Ma D, Zhang Z, Zhang X, et al. : Comparative efficacy, acceptability, and safety of medicinal, cognitive-behavioral therapy, and placebo treatments for acute major depressive disorder in children and adolescents : a multiple-treatments meta-analysis. Curr Med Res Opin 30 : 971-995, 2014

42) March JS, Silva S, Petrycki S, et al. : The Treatment for Adolescents With Depression Study（TADS）: long-term effectiveness and safety outcomes. Arch Gen Psychiatry 64 : 1132-1143, 2007

43) Melvin GA, Dudley AL, Goldon MS, et al. : What happens to depressed adolescents? A follow-up study in-

to early adulthood. J Affect Disord **151** : 298-305, 2013

44）Merikangas KR, He JP, Burstein M, et al. : Lifetime prevalence of Mental disorders in U. S. adolescents : results from the National Comorbidity Survey Replication-Adolescent Supplement (NCS-A). J Am Acad Child Adolesc Psychiatry **49** : 980-989, 2010

45）Mufson L, Dorta KP, Moreau D, et al. : Interpersonal Psychotherapy for Depressed Adolescents, 2nd Edition. Guilford Press, New York, 2011（永田利彦 監訳：思春期うつ病の対人関係療法. 創元社, 東京, 2016）

46）Mufson L, Dorta KP, Wickramaratne P, et al. : A randomized effectiveness trial of interpersonal psychotherapy for depressed adolescents. Arch Gen Psychiatry **61** : 577-584, 2004

47）Mufson L, Weissman MM, Moreau D, et al. : Efficacy of interpersonal psychotherapy for depressed adolescents. Arch Gen Psychiatry **56** : 573-579. 1999

48）村田豊久, 清水亜紀, 森洋二郎, 他：学校における子どものうつ病—Birlesonの小児期うつ病スケールからの検討. 最新精神医 **1** : 131-138, 1996

49）村田豊久, 堤　龍喜, 皿田洋子：日本版CDIの妥当性と信頼性について. 九州神精医 **38** : 42-47, 1992

50）National Collaborating Center for Mental Health (2015) : Depression in children and young people : Identification and management in primary, community and secondary care. London : National Institute for Health and Clinical Excellence. (National clinical practice guideline 28).www.nice.org.uk/（参照　2017年2月25日）

51）Nock MK, Green JG, Hwang I, et al. : Prevalence, correlates, and treatment of lifetime suicidal behavior among adolescents : results from the National Comorbidity Survey Replication Adolescent Supplement. JAMA Psychiatry **70** : 300-310, 2013

52）大野　裕：認知療法・認知行動療法—治療者用マニュアルガイド. 星和書店, 東京, 2010

53）Otsubo T, Tanaka K, Koda R, et al. : Reliability and validity of Japanese version of the Mini-International Neuropsychiatric Interview. Psychiatry Clin Neurosc **59** : 517-526, 2005

54）Posner K, Oquendo MA, Gould M, et al. : Columbia Classification Algorithm of Suicide Assessment (C-CASA) : classification of suicidal events in the FDA's pediatric suicidal risk analysis of antidepressants. Am J Psychiatry **164** : 1035-1043, 2007

55）Rossello J, Bernal G : The efficacy of cognitive-behavioral and interpersonal treatments for depression in Puerto Rican Adolescents. J Consult Clin Psychol **67** : 734-745, 1999

56）Shamseddeen W, Clarke G, Wagner KD, et al. : Treatment-resistant depressed youth show a higher response rate if treatment ends during summer school break. J Am Acad Child Adolesc Psychiatry **50** : 1140-1148, 2011

57）Sheehan DV, Sheehan KH, Shytle RD, et al. : Reliability and validity of the Mini International Neuropsychiatric Interview for children and Adolescents (MINI-KID). J Clin Psychiatry **71** : 313-326, 2010

58）Stallard P : Think Good-Feel Good : A Cognitive Behavior Therapy Workbook for Children and Young People. John Wiley & Sons, New York, 2002（下山晴彦 監訳：子どもと若者のための認知行動療法ワークブック：上手に考え, 気分はスッキリ. 金剛出版, 東京, 2006）

59）Taylor D, Paton C, Kapur S : The Maudsley Prescribing Guidelines in Psychiatry, 12th Edition. Wiley-Blackwell, Hoboken, 2015（内田裕之, 鈴木健文, 三村　將 監訳：モーズレー処方ガイドライン第12版. ワイリー・パブリッシング・ジャパン, 東京, 2016）

60）Treatment for Adolescents with Depression Study (TADS) Team : Fluoxetine, cognitive-behavioral therapy, and their combination for adolescents with depression : Treatment for Adolescents with Depression Study (TADS) randomized controlled trial. JAMA **292** : 807-820, 2004

61）Tsapakis EM, Soldani F, Tondo L, et al. : Efficacy of antidepressants in juvenile depression : meta-analysis. Br J Psychiatry **193** : 10-17, 2008

62）辻井正次, 行廣隆次, 安達　潤, 他：日本自閉症協会広汎性発達障害評価尺度 (PARS) 幼児期尺度の信頼性・妥当性の検討. 臨精医 **35** : 1591-1599, 2006

63）Wagner KD, Ambrosini P, Rynn M, et al. : Efficacy of sertraline in the treatment of children and adolescents with major depressive disorder : two randomized controlled trials. JAMA **290** : 1033-1041, 2003

64）Wagner KD, Jonas J, Findling RL, et al. : A double-blind, randomized, placebo-controlled trial of escitalopram in the treatment of pediatric depression. J Am Acad Child Adolesc Psychiatry **45** : 280-288, 2006

65）Wagner KD, Robb AS, Findling RL, et al. : A randomized, placebo-controlled trial of citalopram for the treatment of major depression in children and adolescents. Am J Psychiatry **161** : 1079-1083, 2004

66）Wilkinson P, Kelvin R, Roberts C, et al. : Clinical and psychosocial predictors of suicide attempts and nonsuicidal self-injury in the Adolescent Depression Antidepressants and Psychotherapy Trial (ADAPT). Am J Psychiatry **168** : 495-501, 2011

67）Wood A, Harrington R, Moore A : Controlled trial of a brief cognitive-behavioural intervention in adolescent patients with depressive disorders. J Child Psychol Psychiatry **37** : 737-746, 1996

68）Zisook S, Lesser I, Stewart JW, et al. : Effect of age at onset on the course of major depressive disorder. Am J Psychiatry **164** : 1539-1546, 2007

　私が自己記入式うつ病評価尺度を用いて北海道の3都市（札幌市，千歳市，岩見沢市）で，3,331人の児童・生徒を対象として「子どものうつ病」の実態調査を行ったのが2003年のことでした。当時は教育委員会に調査の協力をお願いしても，けんもほろろの対応を受けて，たいそう落ち込んだ記憶を鮮明に覚えています。

　しかし，その研究がきっかけとなって，2007年には精神科医が実際に千歳市の小・中学校に入って，738人の児童・生徒に対して構造化面接によるうつ病の疫学調査を行うことができました。そして2011年には，北海道教育委員会から，北海道の小・中・高校生のうつ状態，躁状態，自閉傾向に関する実態調査を行ってほしいという依頼を受けました。さらに2016年には，同じく北海道教育委員会から5年後の再調査と前回調査との比較をしてほしいという依頼があり，2016年12月，その報告書を提出しました。その結果は本書の第6章にまとめましたが，この14年間の教育委員会の対応の変化に隔世の感を禁じえません。

　2016年の調査報告書を提出後，小・中・高校の校長先生，PTAの代表者および教育委員会の方々を前に報告書の説明を行いました。その席で，参加者一同，子どものうつ傾向や自殺念慮の高さに驚くとともに，自殺予防対策，援助希求能力や自己効力感を向上する方策（とくに本書にも紹介したSOSプログラムやACTプログラム）などについて真剣に議論が行われました。

　このように，実際の地域，学校，家庭においては切実な問題を抱えており，子どもたちが自ら死を選ぶことを何とか食い止めたいという機運とモチベーションを感じ，とても心強く思った次第です。ただし，実際に自殺予防対策を行うとなると，医療，保健，教育，福祉および行政が一体となって，相当な覚悟をもって取り組んでいかなければならないということを改めて痛感した次第です。

　ただし，自殺予防対策は決して一部の人たちの努力だけで成し遂げられるものではありません。国を挙げての本腰を入れた子ども・若者に対する自殺予防対策が不可欠であると考えられます。これまでわが国では，子ども・若者だけが自殺予防対策の対象の外に置かれていました。子ども・若者を大切にしない国の行く末を想像すると暗澹たる気持ちに襲われます。是非，国家的な子ども・若者に対する総合的な自殺予防対策が早急に行われることを切に願うものです。

　最後に，本書が脱稿にこぎつけるまで辛抱強く支えていただいた新興医学出版社の林峰子さん，編集を担当していただいた高野久理子さんに深謝いたします。また，これまで治療に携わらせていただいた多くの子どもたちとそのご家族の方々に心より感謝申し上げます。

2018年2月

傳田健三

# 索　引

## 著者略歴

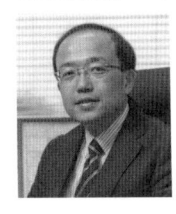

### 傳田　健三（でんだ　けんぞう）

| | |
|---|---|
| 1957 年 | 静岡県に生まれる. |
| 1981 年 | 北海道大学医学部卒業. |
| 1998 年 | ロンドン大学精神医学研究所　児童青年精神医学講座, |
| | 英国王立ベスレム病院（青年期病棟，摂食障害病棟）へ留学. |
| 1999 年 | 北海道大学大学院医学研究科精神医学分野　准教授. |
| 2008 年 | 北海道大学大学院保健科学研究院保健科学部門　生活機能学分野　教授，現在に至る. |

〈専　攻〉
臨床精神医学，児童青年期精神医学，精神科リハビリテーション学

〈著訳書〉
『子どもの精神医学入門セミナー』岩崎学術出版社，2016
『子どものうつ 心の治療―外来診療のための5ステップ・アプローチ―』新興医学出版社，2014
『対人援助者の条件―クライアントを支えていくということ』金剛出版，2011
『子どもの双極性障害　DSM-5への展望』金剛出版，2011
『若者の「うつ」―「新型うつ病」とは何か―』筑摩書房，2009
『子どもの摂食障害―拒食と過食の心理と治療―』新興医学出版社，2008
『子どものうつに気づけない！　医者だから言えること，親にしかできないこと』校成出版社，2007
『大人も知らない「プチうつ気分」とのつきあい方』講談社，2006
『小児のうつと不安―診断と治療の最前線―』新興医学出版社，2006
『子どものうつ，心の叫び（こころのライブラリー）』講談社，2004
『子どものうつ病―見逃されてきた重大な疾患―』金剛出版，2002
『拒食症サバイバルガイド―家族，援助者，そしてあなた自身のために―』（ジャネット・トレジャー著：共訳）金剛出版，2000
『子どもの遊びと心の治療―精神療法における非言語的アプローチ―』金剛出版，1998

ⓒ 2018　　　　　　　　　　　　　　第 1 版発行　2018 年 4 月 20 日

## なぜ子どもは自殺するのか
### ―その実態とエビデンスに基づく予防戦略―

（定価はカバーに表示してあります）

検印省略

| 著　者 | 傳田　健三 |
|---|---|
| 発行者 | 林　峰子 |
| 発行所 | 株式会社 新興医学出版社 |

〒113-0033　東京都文京区本郷 6 丁目 26 番 8 号
電話 03（3816）2853　　FAX 03（3816）2895

印刷　株式会社 藤美社　　　ISBN 978-4-88002-771-5　　　郵便振替 00120-8-191625